潘茂名中医药文化丛书

茂名 药膳与养生保健

·主编 梁远进·

Maoming Yaoshan yu
Yangsheng Baojian

SPM
南方传媒

广东科技出版社
全国优秀出版社

·广州·

图书在版编目（CIP）数据

茂名药膳与养生保健 / 梁远进主编 . —广州：广东科技
出版社，2024.8
（潘茂名中医药文化丛书）
ISBN 978-7-5359-8297-1

Ⅰ . ①茂… Ⅱ . ①梁… Ⅲ . ①药膳—茂名②养生（中
医）—茂名 Ⅳ . ① R247.1

中国国家版本馆 CIP 数据核字（2024）第 023826 号

茂名药膳与养生保健
Maoming Yaoshan yu Yangsheng Baojian

出 版 人：严奉强
策 划：黎青青
责任编辑：黎青青 李二云
装帧设计：友间文化
责任校对：李云柯 廖婷婷
责任印制：彭海波
出版发行：广东科技出版社
　　　　　（广州市环市东路水荫路 11 号 邮政编码：510075）
销售热线：020-37607413
https://www.gdstp.com.cn
E-mail: gdkjbw@nfcb.com.cn
经 销：广东新华发行集团股份有限公司
印 刷：广州市彩源印刷有限公司
　　　　　（广州市黄埔区百合三路 8 号）
规 格：710 mm×1 010 mm 1/16 印张 13.25 字数 265 千
版 次：2024 年 8 月第 1 版
　　　　　2024 年 8 月第 1 次印刷
定 价：98.00 元

编委会

茂名地理环境优越，自然气候相宜，中药资源丰富，同时也是全国唯一一个以中医药师命名的地级市。正所谓山海并茂，好心闻名，幸福茂名，健康先行。在千余年的历史长河里，受潘茂名中医药文化熏陶，茂名人有着独特的饮食养生保健理念，研制出了药食相宜的各色药膳。

药膳发源于我国传统的饮食和中医食疗文化，是在中医学、中药学、烹饪学和营养学等学科理论指导下，按药膳配方，将中药材与某些具有药用价值的食物、调味品相配伍，采用合适的饮食烹调技术和现代科学方法制作而成的色、香、味、形、营养价值俱全的食品。即药膳是药材与食材相辅相成的膳食，以中医药理论为应用基础，辨证施膳。

《中医药发展战略规划纲要（2016—2030年）》强调要大力发展包含药膳在内的中医养生保健服务。随着社会的发展，人民生活水平的提高，健康意识的提升，医疗养生观念的转变，药膳养生保健得到越来越多民众的青睐。将药、食巧妙结合，再配以当地独特优良的烹调技艺制成的药膳，不仅具有地域风味，更有益于健康，常用于扶正补虚，强身健体，泻实祛邪，调和脏腑，辅助治疗。茂名南药资源丰富、颇具特色，历经千百年沉淀逐渐形成地方特色药膳，而茂名药膳也是岭南药膳文化的代表之一。

本人在广东工作30余年，对广东地产道地药材多有研究，主编了《广东地产药材研究》《广东地产清热解毒药物大全》《香药——沉香》《新会陈皮的研究与应用》等10多部广东地产道地药材研究专著，多次到过茂名开展地产道地中药材资源考察与调研、中药学术交流与讲座，与茂名的医疗机构、中药材生产种植企业开展了多方面的中药研究合作，对茂名地产的著名中药材沉香、化橘红、桂圆、胡椒、牡蛎等十分关注并多有研究，也经常体验茂名的药膳、靓汤、药粥和糕点。茂名的确是一个地产药材丰富、道地药材知名、药膳食疗有特色、历史悠久的美丽海滨城市，总结、传承、发扬和推广应用茂名地产道地药材及其药膳食疗经验是十分有必要的。

地方特色药膳方，就地取材养安康。本书编委会历时2年，全力搜寻茂名本地中药材资源及药膳美食，经过系统整理编纂出本书。本书分为3个篇章：第一章是茂名地区南药汇编。作者通过综合茂名地区中药资源丰富度及使用习惯，整理了茂名特色南药13种和茂名习用南药31种。第二章是茂名特色药膳食谱。作者遍访茂名两区三县（市），搜罗街头巷尾，深挖地方特色，整理了特色药膳食谱66种，其中菜类9种、汤类28种、粥类7种、糕点类3种、酒类2种、糖水和养生茶类17种，在药膳食谱处特别引入"小贴士"，既能帮助读者解决实际制作药膳过程中遇到的问题，又能让读者拓宽视野，增加科学性。第三章是潘茂名养生保健法，是以潘茂名为代表的茂名中医药人在行医治病过程中以中医药理论为指导，总结出来的中医养生方法，包括起居养生、饮食养生和运动养生三方面的内容。

衷心希望通过这本颇具岭南特色书籍的出版，能让大家领略到茂名独具风味的药膳食品和别具风采的药膳文化知识，进而亲自动手制作出美味适宜的药膳，让自己和家人都能吃出健康好身体。

是为序。

全国高等学校中药临床药学创新教材建设指导委员会主任委员
广州中医药大学教授、主任中药师、博士生导师
梅全喜

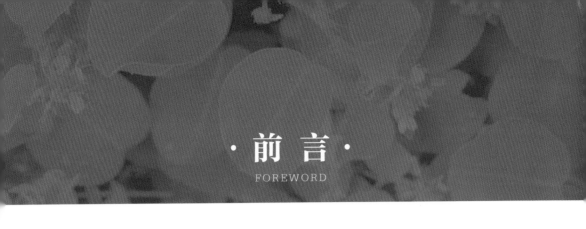

  茂名是一座以中医药师"潘茂名"命名的城市，潘茂名中医药文化深入民心。茂名地处热带亚热带，山水可人、山海并茂、物产丰饶，得天独厚的自然环境孕育了丰富的中药资源。据统计，茂名市现存药用植物800多种，种植面积200多万亩（ 1亩 ≈666.67 m^2 ）。化州为"中国化橘红之乡"，盛产的化橘红为道地药材，明清时期被列为宫廷贡品，2020年被列选为治疗新型冠状病毒感染的推荐处方用药。电白为"中国沉香之乡"，香农遍寻优质种源，改野生为家种，建设全国最大的沉香规范化种植基地。高州为"中国金牌龙眼之乡"，参与龙眼肉加工的家庭有800多家，产量居全国之最。信宜市种植的益智仁、肉桂质量上乘，深受市场欢迎。

  中医药学在长期的实践中积累了宝贵的药膳食疗保健经验，形成了独特的理论体系，药膳将药物与食物融为一体，取药物之性、食物之味，食借药力、药助食功，相得益彰。《淮南子·修务训》记载："古者，民茹草饮水，采树木之实，食蠃蚌之肉，时多疾病毒伤之害，于是神农乃始教民播种五谷……尝百草之滋味，水泉之甘苦，令民知所辟就，当此之时，一日而遇七十毒。"这反映了自远古时期就有"药食同源"的理论。据《周礼》记载，西周有医官叫"食医"，食医主要掌理调配周天子的"六食""六饮""六膳""百酱"的滋味、温凉和分量，体现了食疗在当时很盛行。我国现存医书中最早的典籍之一《黄帝内经》提倡"谷肉果菜，食养尽之，无使过之，伤其正也"的病后康复原则。清朝时期，茂名名中医梁玉瑜，在《医学答问》一书中，提出"饮食莫过度，宴客不飞觞"。药膳食疗能够在健康养生和疾病康复中发挥至关重要的作用。

  茂名市近年来加快推进茂名南药文化与高凉菜系的融合，使"味"

"药"充分结合，大力发展"药食同源"特色美食。在茂名的民俗里，处处可见南药药膳、南药日用的印记，如"正穷吃艾""端午药浴""冬至做冬"等。随着人们生活水平的日益提高，出于对自身健康的高度关注，对绿色食品和药物的焦点回归，回归自然、偏爱自然的群体趋向已经日渐形成。

本书基于"天人合一，治病求本，未病先防"的中医思想，分为南药、药膳和养生保健法三大篇章。第一章着眼于茂名本土特色南药以及民间习用南药的性状、药用价值、使用注意事项，以资源蕴藏量大、群众形成种植使用习惯为收集依据，共收集了茂名特色南药13种，习用南药31种。第二章挖掘了茂名群众喜闻乐见的南药药膳食谱66种，并对其容易混淆的药膳食材，进行了提示，介绍了其烹制方法及注意事项；此外，本书配有茂名南药及药膳图谱近200张，供读者学习参考。第三章科普了潘茂名及后人以中医药理论为指导，总结出来的中医养生方法，蕴含起居养生、饮食养生和中医养生三方面内容，起到增强体质、预防保健、延年益寿等作用。

本书由茂名市中医药事业发展中心梁远进主编，其负责书籍统筹策划、组织编写、审定修改等工作。参与书籍编写的单位和人员还有茂名市中医药事业发展中心的麦周斌、谢思奇、林建清、赖柏宏、裴静柔、梁锋，茂名市中医药学会的黄小平，佛山市顺德区药品检验所的陈静义，茂名市中医院的吴洁，广东茂名健康职业学院的李龙明、彭勤燕。

编写过程中，还得到了其他单位的帮助和支持，如茂名市精武体育文化有限公司吴嘉辉和刘芳琪、广东茂名健康职业学院付爱丽、茂名职业技术学院李润对潘茂名养生保健操进行了动作指导等。编者参考了大量的文献资料和相关教材，在此一并致以诚挚感谢。

我们在编写书籍的过程中，努力追求严谨认真、切合实际，但由于编者知识水平和实践经验的局限，难免存在疏漏和不足，希望学界同仁和广大读者批评指正，以期在下一步修订中改正完善。

目录
CONTENTS

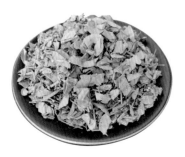

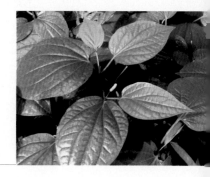

第二章 茂名特色药膳食谱

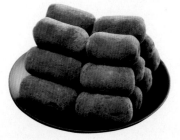

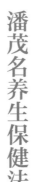

第三章

潘茂名养生保健法

茂名药膳与养生保健

Maoming
Yaoshan yu
Yangsheng
Baojian

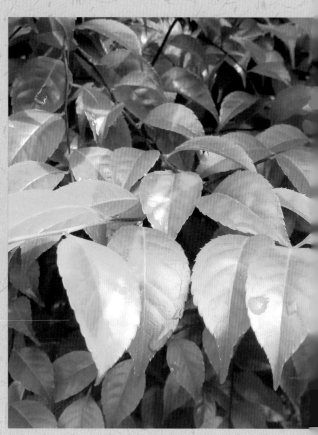

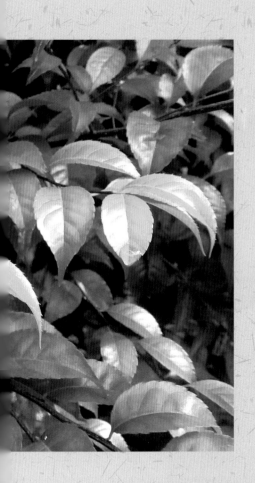

第一章 茂名地区南药汇编

第一节

茂名特色南药

化橘红

地方用名	毛橘红、七爪橘红、五爪橘红。
别　名	化红。
来　源	芸香科植物化州柚[①]*Citrus grandis*'Tomentosa'的干燥幼果[②]或未成熟、近成熟的外果皮。拉丁学名中栽培变种种加词'Tomentosa'意指"具柔毛的",习称"毛橘红"。

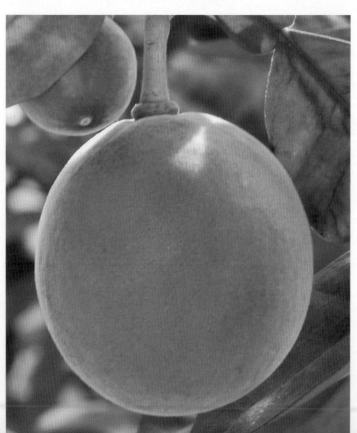

注

①《中华人民共和国药典（2020年版）》中化橘红指的是芸香科植物化州柚*Citrus grandis* 'Tomentosa' 或柚*Citrus grandis* (L.) Osbeck的未成熟或近成熟的干燥外层果皮。在茂名地区种植的均是化州柚，故本书中所指化橘红的植物基源均为化州柚。

②化橘红为列入《广东省岭南中药材保护条例》的首批岭南中药材之一，化州市为道地产区，当地药农将化橘红的未成熟或近成熟果实的外层果皮加工成"化橘红"，而将幼果加工成"化橘红胎（化橘红珠）"，二者均有悠久的药用历史。2021年2月，由中山大学广东省中药上市后质量与药效再评价工程技术研究中心、化州化橘红药材发展有限公司、广州市香雪制药股份有限公司共同参与起草，广东省药品检验所复核的广东省地方中药材化橘红胎（化橘红珠）质量标准，经广东省药品监督管理局批复同意收载其为广东省中药材标准。

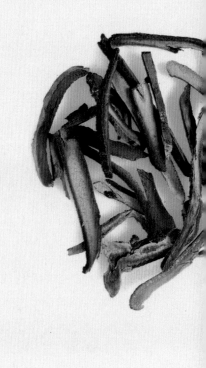

历史沿革　茂名的化橘红，始种于梁朝，至今已有约1 500年的历史，经过南北朝、隋、唐、宋、元的发展，于明朝永乐年间被定为朝廷贡品。古代橘红药材分为橘类橘红和柚类橘红2种。东汉及以前，橘柚并用，以皮入药；晋、南北朝至唐朝橘柚明显区分，橘皮的使用方法为取陈者，"汤浸去瓤"，即以橘的外层果皮入药，并且认为"柚子皮乃可服，而不复入药"，即柚皮可食用，但不作药用。宋朝至元朝仅用橘，不用柚，去白瓤后入药，称橘红。明朝时期橘与柚在本草中分条目列出。

化橘红最早记载于明朝万历年间《高州府志》"物产"部分中的"化州橘红唯化州独有"。明朝各本草均以广东为橘红的道地产地，其来源既有橘，又有化州柚。化橘红入药的文字记载，始见于康熙十四年（1675年）《广东通志》，其中，"卷二十二物产"中高州府（化州当时属高州府）药之属内收载有"橘红"。

"化橘红"的最早文字记载始于明朝《普济方》"阿胶饮子"方中有一味药"化橘红"。关于地方志中化州橘红的记载，除大量见于《化州志》外，在《高州府志》《广东通志》中也有记载，甚至在广西《陆川县志》中也有记载并指出陆川之"橘红种与化县橘红同，功力则稍逊"。乾隆十三年（1748年）《化州志》"物产"中记载"惟橘红最为佳品，其种二有红白瓤之分，即柚也。岐黄家用以利气化痰，功倍他药"。光绪十六年（1890年）《化州志》"物产"中记载"（化橘红）其实非橘，皮厚肉酸，不中食。其皮厘为五片七片，不可成双。治痰症如神，每片真者可值一金……化州橘红赝者多而真者难得，今广东柑橘橙柚之皮皆充"。

《中国药典》对橘红药材的收录也经历了一系列历史沿革。1963年版《中国药典》收录的"橘红"，其植物基源包括柚、化州柚和柑橘，药用部位为外层果皮。1977年版收录的"橘红"，其植物基源包括柚和化州柚，药用部位为未成熟外层果皮，而未收录橘类橘红。1985年起，《中国药典》将橘类橘红和柚类橘红分列，橘类橘红以"橘红"收录，植物基源为橘及其栽培变种，药用部位为外层果皮；柚类橘红以"化橘红"收录，植物基源为化州柚或柚，药用部位为未成熟或近成熟外层果皮。

分布采收 化州全境均有种植，地理标志核定范围为：化州市河西街道、石湾街道、新安镇、官桥镇、中垌镇、丽岗镇、林尘镇、江湖镇、合江镇、那务镇、平定镇、文楼镇、播扬镇、宝圩镇。

化橘红片（皮）：化橘红鲜果经沸水烫漂后烘干或高温（80～90℃）烘断青变软，再用切刀在化橘红果顶端开刀，往下行半径切至3/4收刀，共切5刀或7刀，削去果内瓤，烘干或压制而成；呈对称的七角或展平的五角星状，单片呈柳叶形；内表面黄白色或淡黄棕色，有脉络纹；质脆，易折断，断面不整齐，内侧稍柔而有弹性；气芳香，味苦、微辛。现代有将果皮干燥后切成丝的加工方法。

化橘红胎（珠）：春末夏初果实未成熟时采收，杀青，干燥；或杀青后压制成圆柱形，干燥。本品呈近球形、圆柱形、半球形、1/4 球形或类圆片状，直径不超过 4.5 cm；表面黄绿色至墨绿色或棕褐色，密布茸毛，有皱纹及小油室；中果皮黄白色至黄棕色，有脉络纹；完整者可见先端有花柱脱落的痕迹，基部有圆形果柄的瘢痕；质坚硬，不易切开，切面平整，外缘有一列不整齐的下凹的油室，内侧可见细小瓤囊，黄棕色至棕褐色；类圆片状者质硬脆，受潮后稍柔韧；气芳香，味苦、微辛。类圆片状者去除杂质，干燥；未切片者洗净，闷润，切片、切丝或切块，干燥。

药材性状 化橘红果实圆形或略扁，外表面黄绿色或青褐色，密布茸毛，有皱纹及小油室；果皮不易剥离；花期 3 月，果实成熟期 8～9 月，摘果期 5～6 月。

功能主治 理气宽中，燥湿化痰。现代药物研究表明，化橘红对于慢性支气管炎和肺气肿有较好治疗效果，对于急性肺部炎症能减少炎症因子分泌与合成；化橘红的总黄酮能抑制酒精性肝损伤，对酒精性肝病具有一定的保护作用。主治风寒咳嗽，喉痒痰多，食积伤酒，呕恶痞闷。气虚及阴虚有燥痰者不宜服用。

临床应用 国家卫生健康委员会、国家中医药管理局发布的《新型冠状病毒肺炎诊疗方案（试行第九版）》中，化橘红被列入新型冠状病毒肺炎（2022 年 12 月 26 日更名为"新型冠状病毒感染"）诊疗组方用药。

化橘红作为君药在临床中更是发挥重要作用。以化橘红为君药配伍制成的中成药橘红痰咳液（煎膏、颗粒）治疗咳嗽痰多效果显著，其他中成药有橘红丸、止咳橘红口服液等。

凡寒痰、湿痰所致咳喘痰多、胸膈痞闷者，可与半夏、紫苏子、杏仁、川贝母等相伍，以增强化痰平喘止咳之力；若咳嗽痰多，口渴咽干者，则宜与瓜蒌、知母、款冬花等同用，以增润肺化痰止咳之效。本品味苦而辛，有理气宽中、消食化滞之功，故常用于食积呕吐、嗳气呃逆、脘腹胀痛等证。凡食积不化、腹胀呕逆者，可与山楂、神曲、枳壳等相伍，以消食化滞；若妇女妊娠呕恶、口淡乏味者，宜与白术、苏叶、生姜等同用，以健脾和胃止呕；若噎膈反胃、饮食不下者，须与郁金、砂仁等相伍，以理气宽胃快膈。

产业发展 2006年，化橘红被列入国家地理标志产品保护，明确了产品保护范围、术语和分类、技术要求、试验方法和标志。2009年6月，化州获授"中国化橘红之乡"称号，并于2021年成功申报创建化橘红国家现代农业产业园，坚持以"一核驱动、一带引领、两区支撑、多基地拓展"的空间布局规划建设化橘红国家现代农业产业园，范围涵盖14个核心种植镇（街道）。近年来，《化橘红种植技术规程》等化橘红相关质量和外观标准的公开信息不断得到完善。化橘红的药用效果得到广泛认可，2020年以来，被收录在多版《新型冠状病毒肺炎诊疗方案》中，作为新冠病毒感染的推荐处方用药。2023年11月8日《广东省食品安全地方标准 化橘红胎》正式发布，标志着化橘红胎成为广东省特色食品。

化州市在2019年和2022年分别出台《化州市"政银保"合作信用贷款实施方案》《化州市金融支持乡村振兴专项资金方案》，进一步完善化橘红产业化金融支撑体系；《茂名市化橘红保护条例》已列入《茂名市第十三届人大常委会立法规划（2022—2026年）》；茂名市2022年6月出台《茂名市化橘红产业提升行动方案（2022—2025）》，明确了全力推动化橘红产业高质量发展的21条措施。截至2023年底，全市化橘红种植面积超过13万亩（1亩≈666.67 m^2）；种植、加工、销售企业超过1 500家，其中加工企业384家、药字号4家、食字号10家；系列产品60多种，全产业链产值达102亿元。2023年，茂名市成立了市、县、镇三级化橘红产业协会，形成有效的产业内部自我协调与治理机制。

龙眼肉

地方用名 龙眼肉、桂圆肉、龙眼干。

别 名 桂圆、龙眼、圆眼、龙眼干。

来 源 无患子科植物龙眼*Dimocarpus longan* Lour.的假种皮（习称"果肉"）。

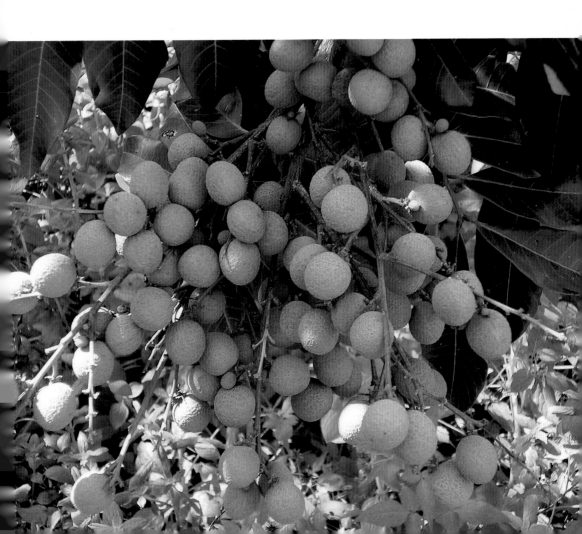

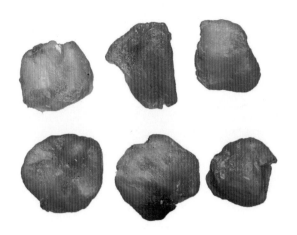

<u>历史沿革</u>　龙眼肉原产于我国南方，栽培历史可追溯到2 000多年前的汉朝。有关龙眼肉的文献记载，最早见于《后汉书·南匈奴列传》："汉乃遣单于使，令谒者将送……橙桔、龙眼、荔枝。"南越王赵佗曾以高州龙眼进贡给汉高祖刘邦，汉朝的《梧浔杂佩》记载"龙眼自尉陀（即南越王赵佗）献汉高帝始有名"。此后，高州龙眼成为皇帝的贡品。《后汉书·和帝纪》亦有记载"旧南海献龙眼、荔枝，十里一置，五里一候"。

高州市加工高州龙眼肉的历史悠久，早在清朝就有将高州龙眼加工成龙眼肉的传统。清朝光绪《高州府志》卷七中云，"龙眼，一名荔奴，俗呼圆眼，带壳暴干者，曰圆眼干；拆肉，暴干者曰圆眼肉"。

民国时期，高州龙眼年产万余担。其加工方法有晒、焙两种。《民国茂名县志》中记载"圆眼肉制法，分晒干及火焙二种。年中当开花前后，多由商估价收买，至成熟即采集制为果干或圆眼肉，装以铁罐，运售省港"。《高州县志》记载"元肉，以鲜果龙眼肉加工而成的果干类品种，是高州传统生产的产品。民国期间，桂圆肉不但作为药材广泛应用，而且作为珍贵补品行销外省及海外，有'南方人参'的美称"。

<u>分布采收</u>　龙眼肉主产于高州市现辖行政区域，包括分界镇、沙田镇、根子镇、石鼓镇、荷塘镇、长坡镇等28个镇街。

据《关于批准对高州桂圆肉实施地理标志产品保护的公告》（国家质量监督检验检疫总局2011年第98号公告）和茂名市地方标准《地理标志产

品 高州桂圆肉》（DB4409/T 12—2020）公示，高州龙眼肉的采收、加工及产品等规定如下：

在7月上旬至8月上、中旬采收，最好当天采收当天加工。若低温储藏，则不超过20天，出库后4小时内须处理。

龙眼肉的加工需经过取肉、干燥两个步骤。其中取肉包括灯笼肉的取肉、片肉取肉。茂名地区习惯的干燥工艺为低温烘干法。

灯笼肉：采用人工或者机械去核，剥掉果皮。因此法所得的果肉形状似灯笼并完整，习称"灯笼肉"。

片肉取肉：将鲜果放入65～70℃的烘房内，烘制4～5小时，剥掉果皮，去掉果核；或者将果实剥掉果皮，放入65～70℃的烘房内，烘制3～4小时，去掉果核。果肉形状不规则。

烘干法：将果肉放入70～90℃的烘房内，烘至果肉含水率为10%～15%结束。灯笼肉，须先将果肉放在55～60℃的烘房内，烘至果肉含水率为35%～40%，移出烘炉进行整形，使其成为灯笼状，然后继续干燥至果肉含水率为10%～15%。在干燥期间不定期翻动。

药材性状 本品为纵向破裂的不规则薄片，或呈囊状，常数片黏结；棕黄色至棕褐色，半透明；外表面皱缩不平，内表面光亮而有细纵皱纹；薄片者质柔润，囊状者质稍硬；气微香，味甜；以片大、肉厚、质细软、色棕黄、半透明、味浓甜者为佳。市场流通规格多为囊状，薄片者少见。

功能主治 补益心脾，养血安神；主治气血不足，心悸怔忡，健忘失眠，血虚萎黄。内有痰火及湿滞停饮者忌服。

《滇南本草》记载龙眼肉可"养血安神，长智敛汗，开胃益脾"。《药品化义》记载"桂圆，大补阴血，凡上部失血之后，入归脾汤同莲肉、芡实以补脾阴，使脾旺统血归经；如神思劳倦，心经血少，以此助生地、麦冬补养心血；又筋骨过劳，肝脏空虚，以此佐熟地黄、当归，滋补肝血"。《神农本草经》记载龙眼肉"主五脏邪气，安志厌食。久服强魂，聪明，轻身，不老，通神明"。

临床应用 药理研究证实，龙眼肉含葡萄糖、蔗糖、蛋白质、脂肪、维生素B、维生素C、磷、钙、铁、酒石酸、腺嘌呤、胆碱等多种营养元素，其中含有较多的是蛋白质、脂肪和多种矿物质。这些营养素对人体都是十分必需的，特别对于劳心、耗伤心脾气血之人，更为有效。

龙眼肉性属湿热，有壮阳益气、补益心脾、养血安神、润肤美容等多种功效，可治疗贫血、心悸、失眠、健忘、神经衰弱等病症，对病后体弱、脑力衰退或妇女产后调补有辅助疗效。

龙眼肉由于铁含量较高，因此在帮助我们增强记忆力的同时还可以促进血红蛋白再生，从而达到补血的效果。研究发现，龙眼肉对子宫癌细胞的抑制率超过90%，妇女围绝经期是妇科肿瘤频发的阶段，适当吃些龙眼肉有利于健康。

产业发展 茂名龙眼种植已有2 000多年的历史，2023年，茂名市龙眼种植面积超过81万亩，总产量达56.7万吨，全产业链产值超过80亿元。种植面积和产量占全省的50%。加工产品主要有龙眼肉、龙眼干、龙眼酒、龙眼汁、龙眼速冻肉等，龙眼叶还是常见的泡茶材料。此外，龙眼也可入酒，龙眼肉还是制作清补凉、八宝粥等美食的重要食材。

茂名储良龙眼是目前全国种植面积最大的龙眼品种，高州市分界镇是储良龙眼的发源地，在国内外水果评比中屡获金奖，更被称为"金牌龙眼"，先后获评首届中国农业博览会金质奖、中国农业博览会名牌产品、全国优秀龙眼产品、广东省名优龙眼评比第一名，并被中国农业科学院果树研究所收入全国优稀桂圆基因库中贮存。2004年，《国家质量监督检验检疫总局公告 2004年第107号》批准对"茂名储良龙眼"实施原产地域产品保护（即地理标志产品保护）。

2022年8月15日，茂名市人民政府出台《茂名市龙眼产业提升行动方案（2022—2025年）》，围绕建设"国家级特色现代农业基地"目标，全产业链打造、提升龙眼产业。预计到2025年，全市龙眼种植面积80万亩，年产量55万吨，龙眼产业总产值达到100亿元，其中第一产业45亿元、第二产业40亿元、第三产业15亿元。同时，在龙眼产业内积极培育一批上市储备企业。

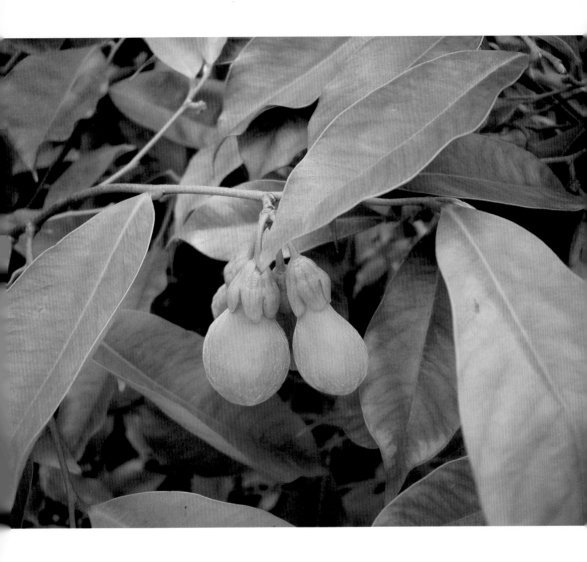

沉香

地方用名	沉香、奇楠香、白木香。
别　　名	土沉香、女儿香、莞香、栈香、海南沉香。
来　　源	瑞香科植物白木香①*Aquilaria sinensis* (Lour.) Gilg含有树脂的木材。

注

①《中国药典》曾经收载沉香为瑞香科沉香属植物沉香和白木香含树脂的木材，其中，前者习称"进口沉香"，主产地为印度和马来西亚等地，后者习称"国产沉香"。自1997年《中国药典》开始，沉香的基源只收载白木香一种，属国家二级保护植物，而进口沉香不为《中国药典》所收载。

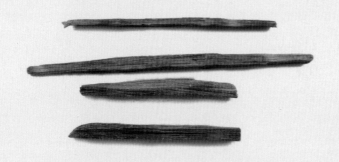

历史沿革　沉香在我国药用历史悠久，最早记载于梁朝陶弘景的《名医别录》中，"沉香、薰陆香、鸡舌香、藿香、詹糖香、枫香并微温。悉治风水毒肿，去恶气"。

唐朝的陈藏器在他的《本草拾遗》中记载有"蜜香，味辛，温，无毒。主臭，除鬼气"，"蜜香"就是沉香。

五代十国时期，人们对于沉香的药用价值及功效等有了相对全面的认识。李珣在《海药本草》中记载"沉香，味苦，温，无毒。主心腹痛，霍乱，中恶，邪鬼疰，清人神，并宜酒煮服之。煮疮肿，宜入膏用"。

宋朝的沉香更是"一片万钱"，不仅用于制作熏香、燃香，药用价值也得到了极大的开发。《开宝本草》《本草图经》《本草衍义》等著作文献都有关于沉香药用的记载。及至明代，李时珍通过汲取前人关于沉香的经验，并结合自己的考察，在《本草纲目》中对沉香进行了系统性总结，"辛，微温，无毒。咀嚼香甜者性平，辛辣者性热""治上热下寒，气逆喘急，大肠虚闭，小便气淋，男子精冷"等。

清朝对于沉香的运用更为广泛，尤其在药用方面。《本经逢原》中有述"沉水香性温，秉南方纯阳之性，专于化气，诸气郁结不伸者宜之""同紫苏、白豆蔻，治胃冷呕吐""同茯苓、人参，治心神不足""同丁香、肉桂，治胃虚呃逆""同川椒、肉桂，治命门火衰"等。

当代，历版《中国药典》均收载"沉香"，在前人研究沉香的基础上，人们又开发了沉香诸多的药用价值。就现在的药物研究而言，沉香通常被加工成传统中药饮片，如沉香粉、沉香饮片、沉香曲等，含有沉香的中成药已达160余种，《中国基本中成药》中使用沉香的中成药达47种，其中我们经常听说的速效救心丸等就有沉香的成分。

分布采收 沉香主产于电白区观珠镇、沙琅镇、那霍镇、麻岗镇、马踏镇、七迳镇、林头镇、黄岭镇等地，化州市平定镇及高州市各镇亦有种植。

把凝结黑褐色或棕褐色、带有芳香性树脂的树干和树根（若树干结香后，一直延伸到树根，则代表产量高、质量好）采回后，用具有半圆形刀口的小凿和刻刀雕挖，剔除不含香脂的白色轻浮和腐朽木质，留下黑色坚硬木质。然后，再加工成块状、片状或小块状，放室内阴干，即为商品。也可捣碎或研成细粉，即为沉香末和沉香粉。用木箱装载存放于阴凉干燥处，密闭保管。忌高温、忌燥热、忌潮湿。

一年四季均可采收，但人工接菌结香以春季采收为宜，以便采收后有利菌种继续生长。

药材性状 本品呈不规则块、片状或盔帽状，有的为小碎块；表面凹凸不平，有刀痕，偶有孔洞，可见黑褐色树脂与黄白色木部相间的斑纹，孔洞及凹窝表面多呈朽木状；质较坚实，断面刺状；气芳香，味苦。

功能主治 行气止痛，温中止呕，纳气平喘；主治胸腹胀闷疼痛，胃寒呕吐呃逆，肾虚气逆喘急。煎药时宜后下；阴虚火旺，气虚下陷者慎服。

临床应用 沉香的作用广泛，在当代中医的临床实践中，将其作用总结为以下几个方面：一是行气止痛，对饮食不节、外感寒邪所致腹痛，以及跌打损伤、经络阻塞、血液瘀滞所致疼痛，均有理想效果；二是降逆调中，对胃寒呕吐、阳虚便秘和霍乱有很好的效果；三是交通心肾，对于心肾不交导致的失眠、头晕耳鸣、潮热盗汗、五心烦热、健忘多梦、腰膝酸软、遗精滑精有很好的疗效；四是温肾纳气，沉香是肾虚喘咳、久病成虚喘的良药；五是温肾暖精，对男子精冷、先天不足、久病伤肾、手淫恶习伤及本元，以及阳痿都有良效；六是壮阳除痹，对肾阳虚之风湿痹痛亦有疗效。

在历代医家的医案中，对沉香与其他药物的配伍有着丰富的记载，治疗范围涉及多种疾病。当代研究也表明沉香在治疗消化系统疾病、呼吸系统疾病、心脑血管疾病、神经系统疾病等方面都有显著疗效，在抗风湿及美容等方面也有较好的作用。

产业发展 茂名电白素有"中国沉香种植第一县"的美誉，并获得中国经济林协会授予的"中国沉香之乡"称号。近年来，电白区认真贯彻落实茂名市委、市政府有关决策部署和市第十二次党代会提出的全产业链打造"五棵树、一条鱼"工作要求，将沉香作为主导产业来抓，聚焦"育苗、种植、加工、产品研发、品牌培育和文旅康养"等环节发力，推动电白沉香产业高质量发展，逐步形成了三产深度融合发展的良好局面。

截至2023年底，电白区沉香种植面积达13万亩，年产值近50亿元，年育奇楠沉香树苗3 000余万株，占全国市场的80%以上。据统计，全区共有沉香加工、销售企业（含合作社、个体户等）6 500余家，形成7大类共100多种沉香产品链，从业人员6万余人。

目前，电白沉香正从传统育苗、种植、加工迈向集科教、旅游、康养于一体的融合发展。电白区沉香省级现代农业产业园是目前中国沉香产业唯一的省级现代农业产业园，集沉香种植示范、产品加工、科技研发、贸易流通、文化创意和旅游观光为一体；电白区水东忠良沉香街已成功打造成了国家AAA级旅游景点；观珠镇沉香山成为广东省森林生态旅游示范基地和广东省中医药文化养生旅游示范基地；沙琅镇南粤沉香博物馆成为广东省休闲农业与乡村旅游示范点；多地沉香公园陆续建成。"土特产"沉香的产业链不断延伸，业态不断丰富，惠及千家万户。

茂名市电白区正在积极推动申报"电白沉香"国家地理标志保护产品，将电白沉香打造成国家区域公用品牌，把电白建成全国最大的沉香生产加工基地及全省重要的南药生产基地，打造电白沉香百亿产业集群。

随着茂名沉香产业规划的实施，将推动沉香产业深度融合发展，电白正在以"企业＋公司＋农户"的模式，不断扩大全区的沉香种植规模。第一、第二、第三产业的有效融合发展，种植、加工、销售"一条龙"经营模式的形成，正加速沉香经济向未来年产值100亿的目标大踏步迈进。

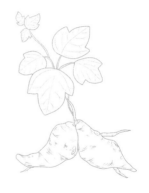

肉桂

地方用名	肉桂、广肉桂、玉桂、南肉桂。
别 名	中国肉桂、玉桂、牡桂、菌桂、辣桂、官桂。
来 源	樟科植物肉桂*Cinnamomum cassia* Presl的干燥树皮。
分布采收	肉桂主产于信宜市洪冠镇[①]。多于秋季剥取，阴干。

注

①南肉桂在信宜的发展已有一段历史，其原产于越南清化，故又称为清化肉桂。目前已经成为洪冠镇的一大特产。1968年，越南胡志明主席访问中国，将一盒名贵的越南清化肉桂种子作为礼物赠送给周恩来总理，这盒种子辗转落户洪冠种植。1978年，国家和广东省的南药专家亲自到洪冠视察清化肉桂的生产情况。经检验，在洪冠种植的这批清化肉桂的各项药性指标都与越南的清化肉桂非常相近，很有发展价值。为有别于越南的清化肉桂，洪冠种植的肉桂逐渐被命名为"南肉桂"。至此，当地群众种植南肉桂逐渐形成一种习惯，并且掌握了南肉桂的种植、管理、施肥、病虫害的防治等一套经验。1992年，洪冠镇被广东省定为"省木本药材肉桂生产基地"；南肉桂产品分别于1995年和1997年获得中国农业博览会金奖，1999年获得国际名牌奖，2017年荣获"广东省名特优新农产品"称号。

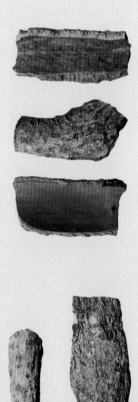

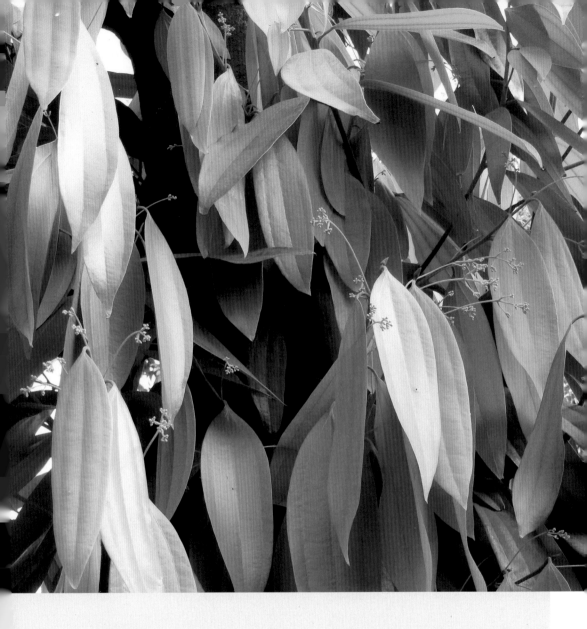

药材性状　肉桂呈槽状或卷筒状，外表面灰棕色，稍粗糙，有不规则的细皱纹和横向突起的皮孔，有的可见灰白色的斑纹；内表面红棕色，有细纵纹，划之显油痕；质硬而脆，易折断；气香浓烈，味甜、辣；以皮细肉厚、断面紫红色、油性大、气香浓烈、味甜微辛辣、嚼之无渣者为佳。

功能主治　补火助阳，引火归元，散寒止痛，温通经脉；主治阳痿宫冷，腰膝冷痛，肾虚作喘，虚阳上浮，眩晕目赤，心腹冷痛，虚寒吐泻，寒疝腹痛，痛经经闭。有出血倾向者及孕妇慎用，阴虚火旺者忌服，不宜与赤石脂同用。

益智

地方用名　益智、益智子、益智仁。

别　　名　益智仁、益智子、摘芋子。

来　　源　姜科植物益智*Alpinia oxyphylla* Miq.的干燥成熟果实。

分布采收　益智主产于信宜市洪冠镇、新宝镇、白石镇，高州市古丁镇、新垌镇、马贵镇、云潭镇。夏、秋二季果实由绿变红时采收，晒干或低温干燥。

药材性状　本品呈椭圆形，两端略尖；表面棕色或灰棕色，顶端有花被残基，基部常残存果梗；果皮薄而稍韧，与种子紧贴；种子集结成团，呈不规则的扁圆形，略有钝棱，表面灰褐色或灰黄色，外被淡棕色膜质的假种皮，质硬，胚乳白色；有特异香气，味辛、微苦；以颗粒大、表面均匀、饱满、色红棕、无杂质者为佳，商品以晒干品为优。

功能主治　暖肾、固精、缩尿，温脾、止泻、摄唾；主治肾虚遗尿，小便频数，遗精白浊，脾寒泄泻，腹中冷痛，口多唾涎。阴虚火旺或因热盛而患遗精、滑精、崩漏或带下者忌服。

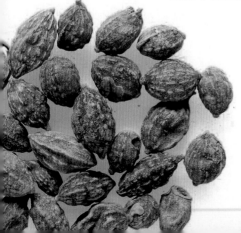

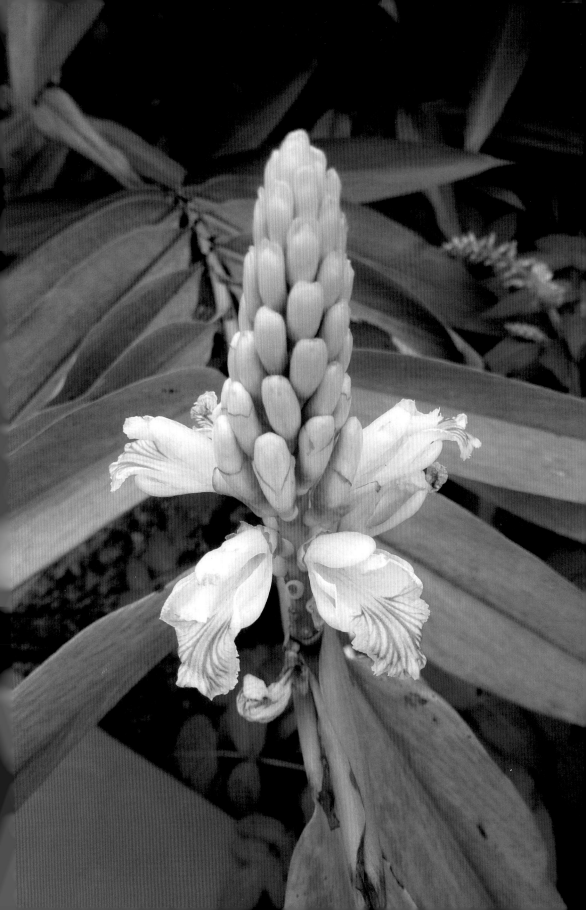

广山楂

地方用名	广楂、信宜山楂。
别　　名	大果山楂、大山楂。
来　　源	蔷薇科植物台湾林檎 *Malus doumeri* (Bois.) Chev.或光萼林檎*Malus leiocalyca* S. Z. Huang 的干燥成熟果实。

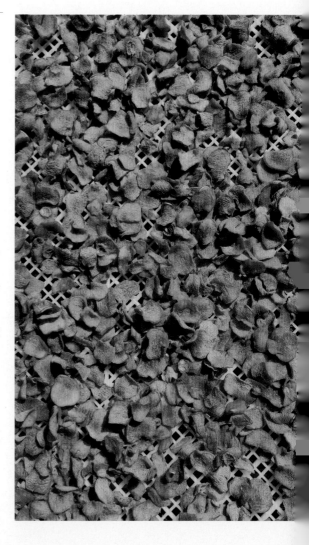

分布采收　广山楂主产于信宜市大成镇、钱排镇、茶山镇、白石镇、合水镇、新宝镇、思贺镇。秋季果实成熟时采收，横切成薄片，立即晒干。野山楂采集后，直接晒干或压成饼状后再晒干。

药材性状　为类圆形切片，直径1.5～4.2 cm。外皮棕红色至紫红色，具细皱纹，边缘略内卷。果肉厚0.4～1.2 cm，淡棕红色。中部横切片可见5个子房室，每室

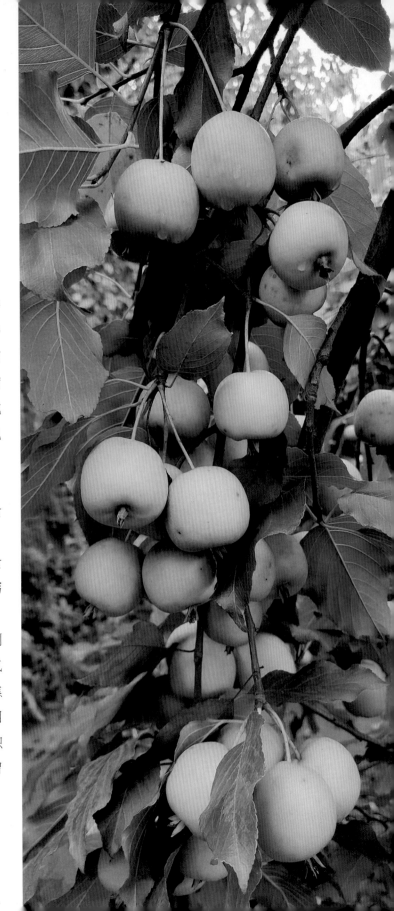

具种子2粒，但种子多脱落而中空，种子皮薄而易碎。顶部切片可见管状突起的宿存萼筒，有微柔毛或无毛。有的切片可见残存的果柄。气微，味酸、微涩。

功能主治 消食健胃，行气散瘀，化浊降脂；主治肉食积滞，胃脘胀满，泻痢腹痛，瘀血经闭，产后瘀阻，心腹刺痛，胸痹心痛，疝气疼痛，高脂血症。焦山楂消食导滞作用增强，主治肉食积滞，泻痢不爽。脾胃虚弱者慎服。

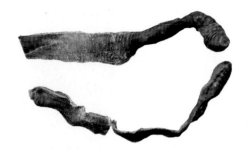

广地龙

地龙、广地龙、蚯蚓、土龙。

别 名 蚯蚓、曲蟮、土龙。

来 源 钜蚓科动物参环毛蚓*Pheretima aspergillum* (E. Perrier) 的干燥全体。

分布采收 广地龙主产于高州市镇江镇、长坡镇，化州市同庆镇。春季至秋季捕捉，捉后及时剖开腹部，洗去内脏及泥沙，晒干或低温干燥。

药材性状 本品呈长条薄片状，扭曲不直，长10~20 cm，宽1~2 cm，头尾两端仍保持原形，前端稍尖，尾端钝圆；体表具密集环节，靠前端第14~16环节颜色较浅，习称"白颈"；体背棕红色或灰红色，腹部浅黄棕色；体轻，壁较厚，质脆，易折断，断面白色；气腥，味微咸；以干燥、条大、肥壮、不碎、无泥者为佳。

功能主治 清热定惊，通络，平喘，利尿；主治高热神昏，惊痫抽搐，关节痹痛，肢体麻木，半身不遂，肺热咳嗽，尿少水肿，高血压。脾胃虚弱或无实热者忌用，孕妇禁服。

广山药

地方用名	广山药、深薯、淮山、淮山薯。
别　　名	山薯、参薯、深薯、淮山、淮山薯、广淮山。
来　　源	薯蓣科植物山薯 *Dioscorea fordii* Prain et Burkill 或褐苞薯蓣 *Dioscorea persimilis* Prain et Burkill 的干燥根茎。

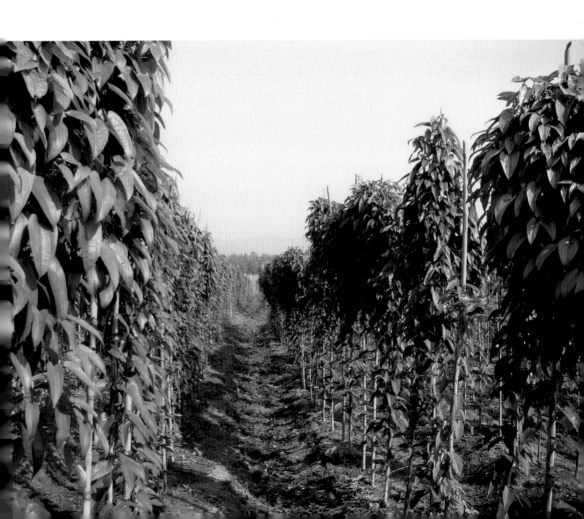

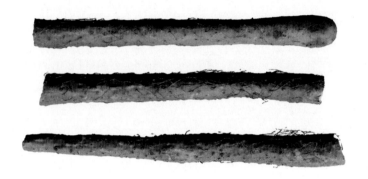

分布采收 广山药主产于高州市曹江镇、镇江镇。冬季茎叶枯萎后采挖，切取根头，洗净，除去外皮及须根，干燥。

药材性状 本品略呈类圆柱形、不规则圆柱形或块状，有的略扁，稍弯曲，长5～30 cm，直径1～7 cm；表面栓皮常刮去，显黄白色或淡黄色，有纵沟、皱纹及须根痕，有的残留未除尽的栓皮；体重，质较松而不结，用手摩擦或刮之较易脱粉，易折断，断面白色或淡黄色，粉性，呈颗粒状，散有少量棕色点状物；气微，味微甘、微酸，嚼之稍黏；以条粗、质坚实、粉性足、色白者为佳。

功能主治 补脾养胃，生津益肺，补肾涩精；主治脾虚食少，久泻不止，肺虚咳喘，肾虚遗精，带下，尿频，虚热消渴。麸炒广山药：补脾健胃；主治脾虚食少，泄泻便溏，白带过多。忌与甘遂同用。

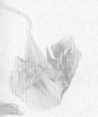

广藿香

地方用名	广藿香。
别　　名	大叶薄荷、山茴香、水蔴叶。
来　　源	唇形科植物广藿香*Pogostemon cablin* (Blanco) Benth.的干燥地上部分。

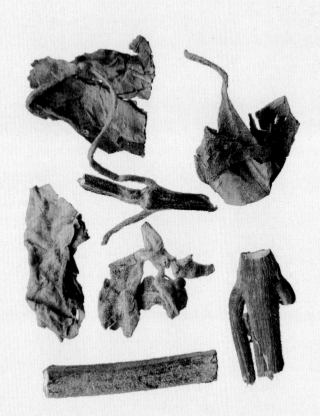

分布采收 广藿香主产于电白区沙琅镇，高州市古丁镇。枝叶茂盛时采割，日晒夜闷，反复至干。

药材性状 本品茎略呈方柱形，多分枝，枝条稍曲折；表面被柔毛；质脆，易折断，断面中部有髓；叶对生，皱缩成团，展平后叶片呈卵形或椭圆形，两面均被灰白色茸毛；气香特异，味微苦；以茎粗、结实、断面发绿、叶厚柔软、香气浓郁者为佳。

功能主治 芳香化浊，和中止呕，发表解暑；主治湿浊中阻，脘痞呕吐，暑湿表证，湿温初起，发热倦怠，胸闷不舒，寒湿闭阻，腹痛吐泻，鼻渊头痛。阴虚者禁服。

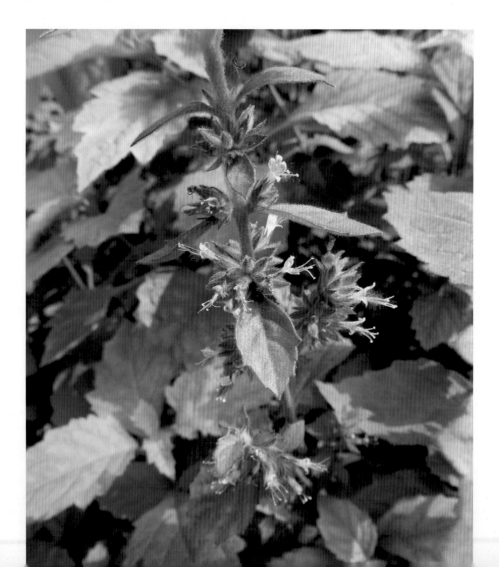

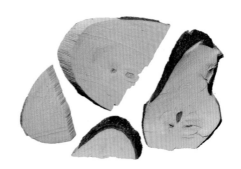

三叉苦

地方用名	三丫苦、三支枪、白芸香、跌打王、叉虎根。
别　名	三丫苦、三支枪、斑鸠花、小黄散、鸡骨树、三桠苦、三叉虎。
来　源	芸香科植物三桠苦*Evodialepta* (spreng) Merr. 的干燥茎及带叶嫩枝。

分布采收　三叉苦主产于高州市云潭镇、长坡镇、南塘镇、山美街道，化州市平定镇，电白区麻岗镇。全年采收，横切或纵切成段、块，晒干。

药材性状　本品茎呈圆柱形，直径1~5 cm，多已切成段、块状；表面灰棕色至棕褐色，有密集的淡褐色皮孔，或间有白皮斑；质坚硬，不易折断，断面皮部薄，灰棕色，易脱落，木部黄白色，有数个同心环纹，中央有极小的髓。嫩枝略呈方柱形，灰绿色或绿褐色；质硬而脆，易折断，断面中央有白色髓，具败油气，味苦；掌状三出复叶，对生，具长柄；小叶多皱缩，完整叶片展平后呈长圆形，长7~12 cm，宽2~6 cm；先端渐尖或急尖，基部渐窄下延成小叶柄；全缘或不规则微波状；上表面黄绿色，光滑，可见小油点；下表面颜色较浅，纸质；揉之有香气，味极苦。

功能主治 清热解毒，行气止痛，燥湿止痒；主治高热不退，咽喉肿痛，热毒疮肿，风湿痹痛，湿火骨痛，胃脘痛，跌打肿痛；外用治皮肤湿热疮疹，皮肤瘙痒，痔疮。

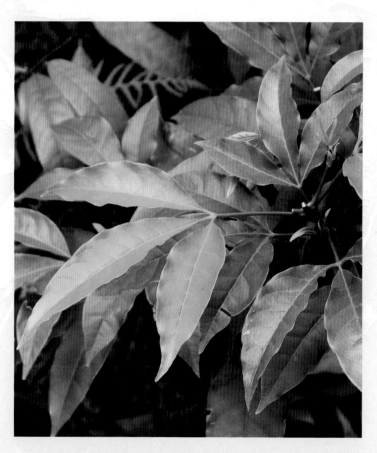

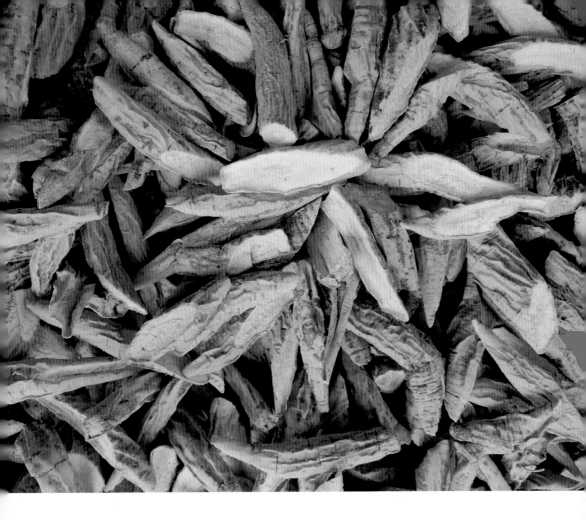

牛大力

地方用名	牛大力、大力牛。

别　　名　猪脚笠、山莲藕、金钟根、大力薯、大力牛、
扒山虎、血藤、金钟根、倒吊金钟、甜牛
大力。

来　　源　豆科植物美丽崖豆藤*Millettia specisoa* Champ.
的根。

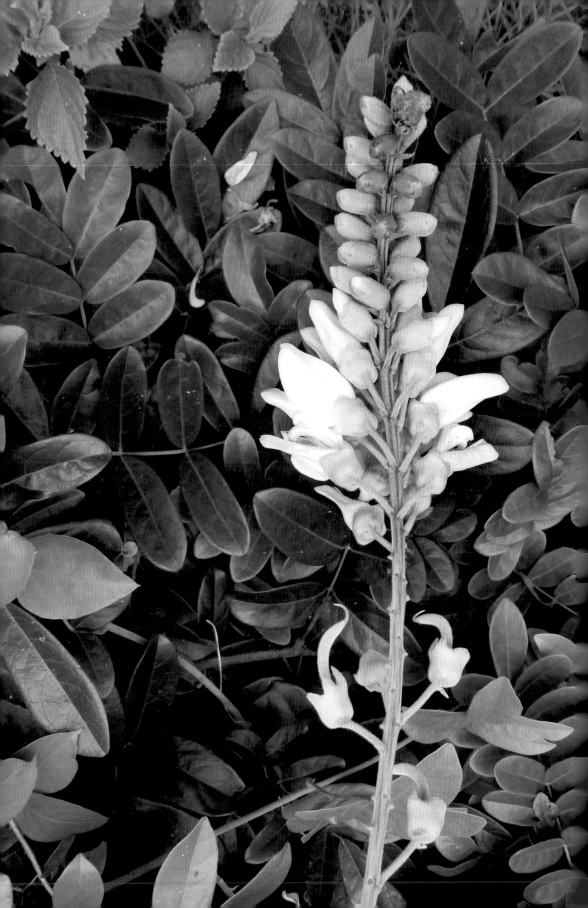

分布采收　牛大力主产于化州市中垌镇、平定镇，电白区沙院镇、沙琅镇、小良镇，高州市曹江镇，信宜市洪冠镇。全年均可采收，以秋季挖根为佳。除去芦头及细根，洗净，大个的趁鲜纵向切厚片或斩为短段，晒干或先蒸熟再晒。

药材性状　本品为纺锤形或圆柱形，有的2～3个呈串珠状连在一起；表皮土黄色，稍粗糙，有环状横纹；质坚实，不易折断；切成短段或片块的横切面皮部类白色，向内有一圈不甚明显的环纹，嫩根中间白色至黄白色，具粉性；老根及直根多为圆柱形，近木质化，质坚硬；气微，味微甜；以片大、色白、粉质、味甜者为佳。

功能主治　补虚润肺，强筋活络；主治腰肌劳损，风湿性关节炎，肺热、肺虚咳嗽，肺结核，慢性支气管炎，慢性肝炎，遗精，带下。血虚燥热、湿热及阴虚内热者，不宜食用牛大力。

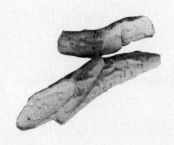

八角茴香

地方用名　八角。

别　　名　八角、大茴香、大料。

来　　源　木兰科植物八角茴香*Illicium verum* Hook. f. 的
　　　　　干燥成熟果实。

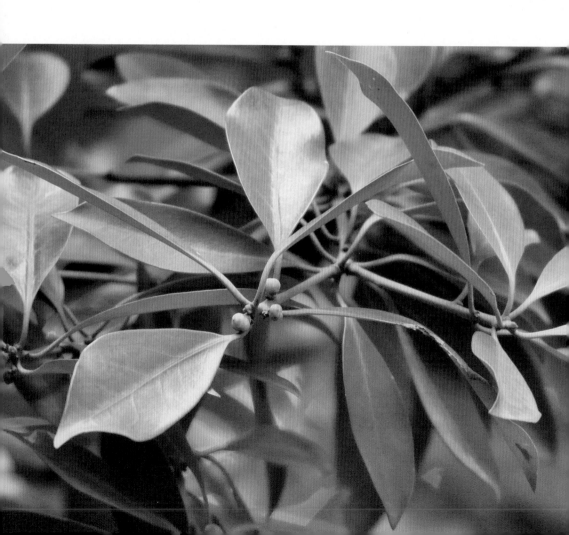

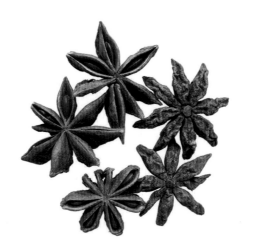

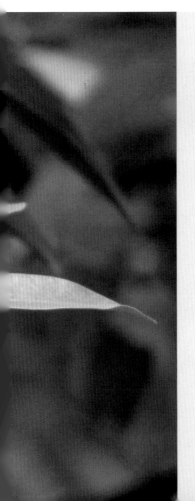

分布采收 八角茴香主产于信宜市思贺镇、新宝镇。栽培8年有少量结果，10年进入盛果期，可连续采收50～70年。秋、冬二季果实由绿变黄时采摘，置沸水中略烫后干燥或直接干燥。

药材性状 本品为聚合果，外表面红棕色，有不规则皱纹，顶端呈鸟喙状，上侧多开裂；内表面淡棕色，平滑有光泽；质硬而脆；种子扁卵圆形，红棕色或黄棕色，光亮，尖端有种脐；胚乳白色，富油性；气芳香，味辛、甜；以个大、色红、油多、香浓者为佳。

功能主治 温阳散寒，理气止痛；主治寒疝腹痛，肾虚腰痛，胃寒呕吐，脘腹冷痛。阴虚火旺者慎服。

岗梅

地方用名　苦梅、山梅、点秤星、梅叶冬青、土甘草。

别　　名　苦梅、山梅、点秤星、梅叶冬青、天星木、百解茶、百解、秤杆根、岗梅根、槽楼星、假青梅、假甘草。

来　　源　冬青科植物梅叶冬青*Ilex asprella* (Hook. et Arn.) Champ. ex Benth.的干燥根及茎。

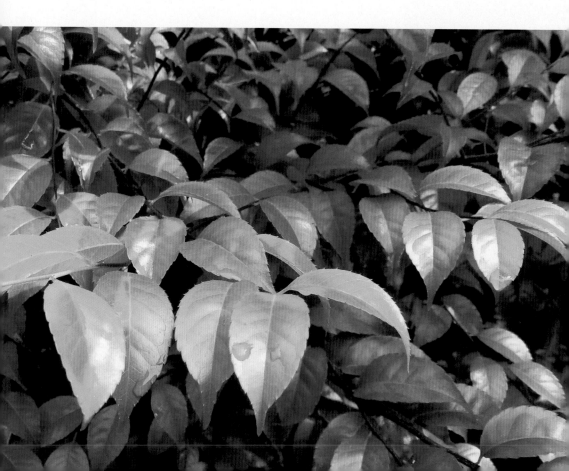

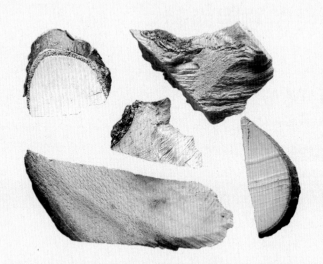

分布采收 岗梅主产于高州市长坡镇、南塘镇、山美街道和化州市平定镇。全年均可采收，除去嫩枝及叶，洗净，趁鲜时切或劈成片、块或段，晒干。

药材性状 本品为类圆形或不规则片、段，厚0.5～1.2 cm，宽1.5～5 cm；根表面浅棕褐色、灰黄棕色或灰黄白色，稍粗糙，有的有不规则的纵皱纹或龟裂纹；茎表面灰棕色或棕褐色，散有多数灰白色的类圆形点状皮孔，似秤星；外皮稍薄，可剥落，剥去外皮处显灰白色或灰黄色，可见较密的点状或短条状突起；质坚硬，不易折断，断面黄白色或淡黄白色，有的略显淡蓝色，有放射状及不规则纹理；气微，味微苦后甘。

功能主治 清热解毒，生津止渴，利咽消肿，散瘀止痛；主治感冒发热，肺热咳嗽，热病津伤口渴，咽喉肿痛，跌打瘀痛。

第二节

茂名习用南药

土茯苓

别　　名　禹余粮、冷饭团、红土苓。

来　　源　百合科植物光叶菝葜*Smilax glabra* Roxb. 的干
　　　　　燥根茎。

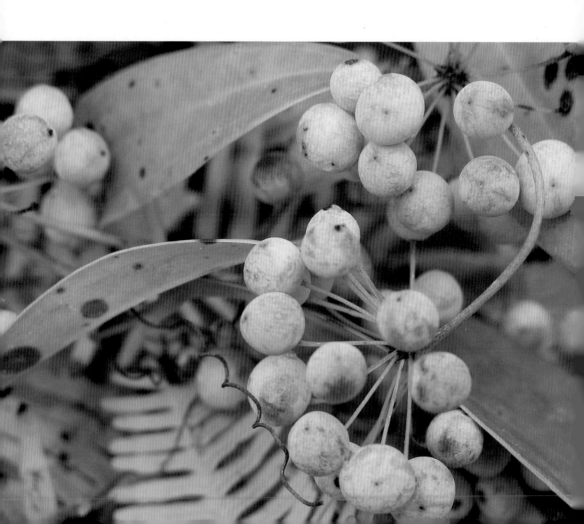

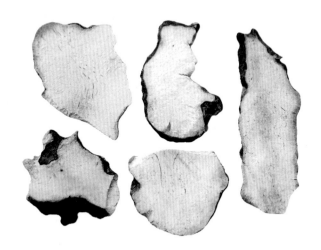

分布采收 分布于安徽、江苏、浙江、福建、广东、广西、江西、湖南、湖北、四川、贵州等地，主产于广东、广西、江西、福建、湖南、湖北、浙江、四川、安徽等地。在广东茂名主产于信宜。夏、秋二季采挖，除去须根，洗净，干燥；或趁鲜切成薄片，干燥。

药材性状 本品略呈圆柱形，稍扁或呈不规则条块，有结节状隆起，具短分枝，长5～22 cm，直径2～5 cm；表面黄棕色或灰褐色，凹凸不平，有坚硬的须根残基，分枝顶端有圆形芽痕，有的外皮现不规则裂纹，并有残留的鳞叶；质坚硬。切片呈长圆形或不规则，厚1～5 mm，边缘不整齐；切面类白色至淡红棕色，粉性，可见点状维管束及多数小亮点；质略韧，折断时有粉尘飞扬，用水湿润后有黏滑感；无臭，味微甘、涩；以淡棕色、粉性足、纤维少者为佳。

功能主治 除湿，解毒，通利关节；主治湿热淋浊，带下，痈肿，瘰疬，疥癣，梅毒及汞中毒所致的肢体拘挛、筋骨疼痛。肝肾阴虚者慎服。

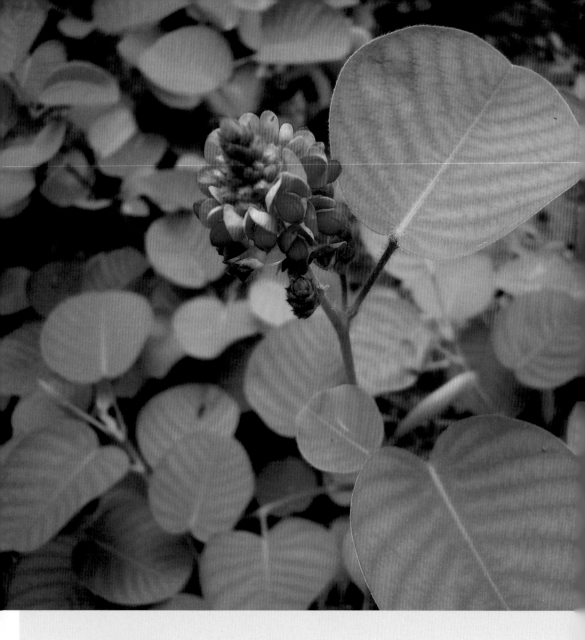

广金钱草

别　名　广东金钱草、落地金钱、铜钱草。

来　源　豆科植物广金钱草*Desmodium styracifolium*
(Osb.) Merr.的干燥地上部分。

分布采收　分布于福建、湖南、广东、广西、四川、云南等地，主产于广西、广东、福建等地。在广东茂名主产于化州、电白。夏、秋二季采割，除去杂质，晒干。

药材性状　茎呈圆柱形，长可达1m，密被黄色伸展的短柔毛，质稍脆，断面中部有髓；叶互生，小叶1或3片，圆形或矩圆形，直径2～4cm；先端微凹，基部心形或钝圆，全缘；上表面黄绿色或灰绿色，无毛，下表面具灰白色紧贴的茸毛，侧脉羽状；叶柄长1～2cm；托叶1对，披针形，长约0.8cm；气微香，味微甘；以叶多、色绿者为佳。

功能主治　清热除湿，利尿通淋；主治热淋，砂淋，石淋，小便涩痛，水肿尿少，黄疸尿赤，尿路结石。尿频者慎用，孕妇忌服。

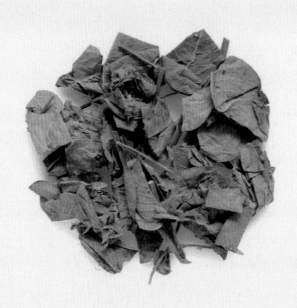

五指毛桃

别　名　五指牛奶、土黄芪、土五加皮、五爪龙、南
芪。

来　源　桑科植物粗叶榕*Ficus hirta* Vahl的干燥根。

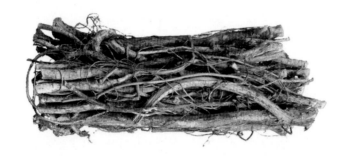

分布采收　分布于福建、广东、海南、广西、贵州、
云南等地。广东茂名各地均有栽培或野生。全年均可采
挖，除去泥沙，洗净，再除去细根，趁鲜时切成短段或块
（片），晒干。

药材性状　根略呈圆柱形，有分枝，长短不一，其直
径0.2~2.5 cm；表面灰棕色或褐色，有纵皱纹，可见明显
的横向皮孔及须根痕；部分栓皮脱落后露出黄色皮部；质
坚硬，难折断，断面呈纤维性；饮片通常厚1~1.5 cm，皮
薄，木部呈黄白色，有众多同心环，可见放射状纹理，皮
部与木部易分离；气微香，味甘。

功能主治　健脾补肺，行气利湿，舒筋活络；主治脾
虚浮肿，食少无力，肺痨咳嗽，盗汗，带下，产后无乳，
风湿痹痛，水肿，肝硬化腹水，肝炎，跌打损伤。

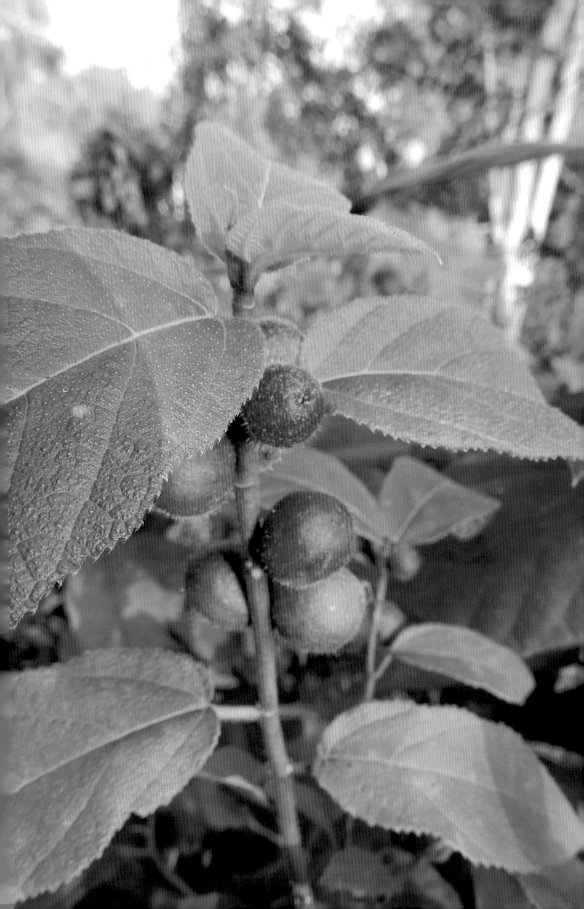

车前草

别　　名 车前、当道、牛舌草。

来　　源 车前科植物车前*Plantago asiatica* L.或平车前*Plantago depressa* Willd.的干燥全草。

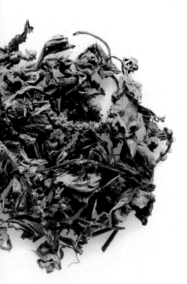

分布采收 车前分布于全国各地，平车前多分布于北方。广东茂名各地均有野生。夏季采挖，除去泥沙，晒干。

药材性状 车前为根丛生，须状；叶基生，具长柄；叶片皱缩，展平后呈卵状椭圆形或宽卵形，长6～13 cm，宽2.5～8 cm；表面灰绿色或污绿色，具明显弧形脉5～7条；先端钝或短尖，基部宽楔形，全缘或有不规则波状浅齿；穗状花序数条，花茎长；蒴果盖裂，萼宿存；气微香，味微苦。平车前主根直而长；叶刀较狭，长椭圆形或椭圆状披针形，长5～14 cm，宽2～3 cm。均以叶片完整、色灰绿者为佳。

功能主治 清热利尿，祛痰，凉血，解毒；主治水肿尿少，热淋涩痛，暑湿泻痢，痰热咳嗽，吐血衄血，痈肿疮毒。

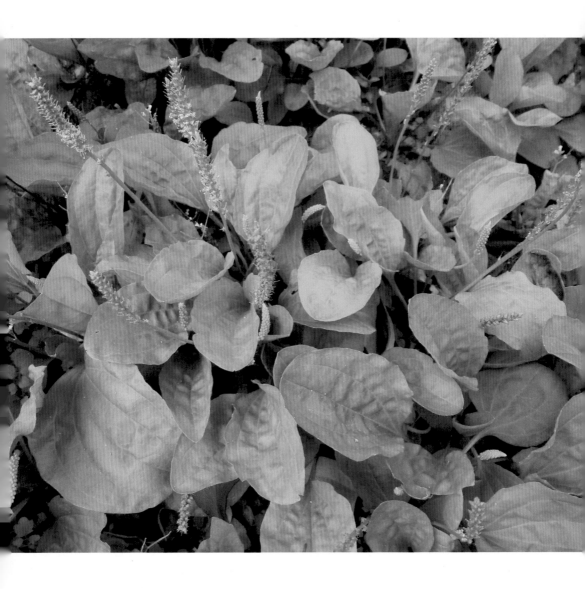

巴戟天

别　　名　巴戟、巴吉。
来　　源　茜草科植物巴戟天*Morinda officinalis* How的干
　　　　　　燥根。

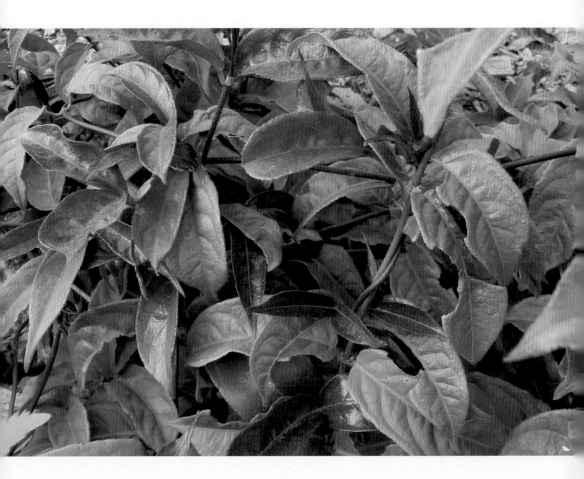

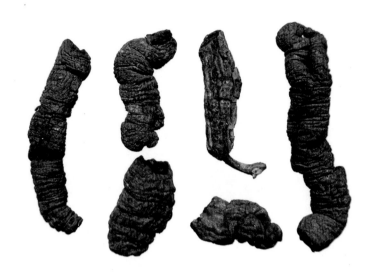

分布采收 在茂名主产于信宜。全年均可采挖，洗净，除去须根，晒至六七成干，轻轻捶扁，晒干。

药材性状 本品呈扁圆柱形，略弯曲，长短不等，直径0.5～2 cm；表面灰黄色或暗灰色，具纵纹及横裂纹，有的皮部横向断离露出木部；质韧，断面皮部厚，紫色或淡紫色，易与木部剥离；木部坚硬，黄棕色或黄白色，直径1～5 mm；无臭，味甘而微涩；以条大、肥壮、连珠状、肉厚、色紫者为佳。

功能主治 补肾阳，强筋骨，祛风湿；主治阳痿遗精，宫冷不孕，月经不调，少腹冷痛，风湿痹痛，筋骨痿软。阴虚火旺者忌服。

布渣叶

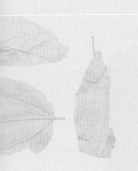

| 别　　名 | 蓑衣子、破布叶、麻布叶、烂布渣、布包木。 |
| 来　　源 | 椴树科植物破布叶*Microcos paniculata* L.的干燥叶。 |

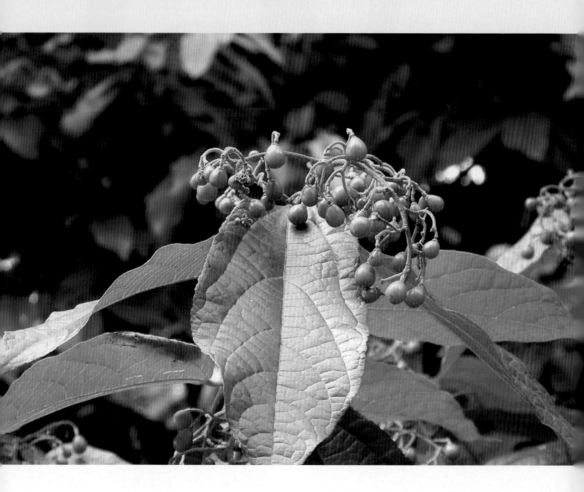

分布采收 主要分布于广东、广西、海南、云南等地，广东茂名各地均有野生。夏、秋二季采收，除去枝梗和杂质，阴干或晒干。

药材性状 本品多皱缩或破碎；完整叶展平后呈卵状长圆形或卵状矩圆形，长8～18 cm，宽4～8 cm；表面黄绿色、绿褐色或黄棕色；先端渐尖，基部钝圆，稍偏斜，边缘具细齿；基出脉3条，侧脉羽状，小脉网状；具短柄，叶脉及叶柄被柔毛；纸质，易破碎；气微，味淡，微酸涩；以叶大、净叶、完整、无杂质、色绿者为佳。

功能主治 消食化滞，清热利湿；主治饮食积滞，感冒发热，湿热黄疸。

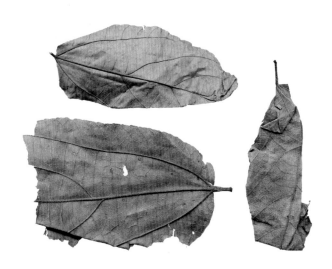

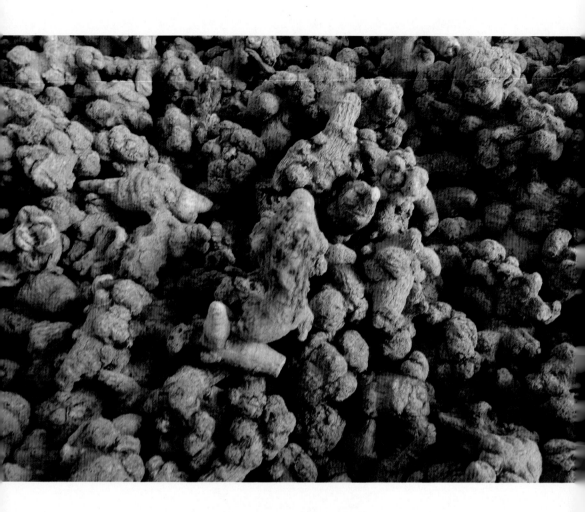

三七

别　名　田七、参三七、金不换。

来　源　五加科植物三七*Panax notoginseng* (Burk.)
F. H. Chen的干燥根和根茎。

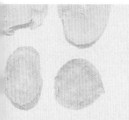

分布采收　分布于江西、湖北、广东、广西、四川、贵州、云南、西藏等地，主产于云南、广西等地，广东茂名信宜亦有栽培。秋季花开前采挖，洗净，分开主根、支根及茎基，干燥。支根习称"筋条"，茎基习称"剪口"。

药材性状　主根呈类圆锥形或圆柱形，长1～6 cm，直径1～4 cm；表面灰褐色或灰黄色，有断续的纵皱纹及支根痕；顶端有茎痕，周围有瘤状突起；体重，质坚实，断面灰绿色、黄绿色或灰白色，木部微呈放射状排列；气微，味苦回甜；以个大坚实、体重皮细、断面灰绿色、无裂痕者为佳。

筋条呈圆柱形，长2～6 cm，上端直径约0.8 cm，下端直径约0.3 cm；剪口呈不规则的皱缩块状及条状，表面有数个明显的茎痕及环纹，断面中心灰白色，边缘灰色。

功能主治　散瘀止血，消肿定痛；主治咯血，吐血，衄血，便血，崩漏，外伤出血，胸腹刺痛，跌打肿痛。孕妇慎用。

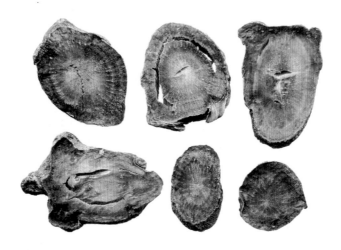

鼠曲草

别　　名　田艾、鼠耳草、清明菜。
来　　源　菊科植物鼠曲草*Gnaphalium affine* D. Don的干燥
　　　　　全草。

分布采收　我国大部分地区均
有分布，主产于江苏、浙江等地，多
自产自销。广东茂名各地均有野生。
春、夏二季采收，洗净鲜用或晒干。

药材性状　干燥全草带有花序，
茎灰白色，密被绵毛，质较柔软；叶
片两面密被灰白色绵毛，皱缩卷曲，
柔软不易脱落；花序顶生，苞片卵
形，赤黄色，膜质，多数存在，花托
扁平，花冠多数萎落；味微苦带涩；
以色灰白、叶及花多者为佳。

功能主治　止咳平喘，祛风除
湿，降血压；主治感冒咳嗽，支气管
炎，哮喘，高血压，蚕豆病，风湿腰
腿痛；外用治跌打损伤，毒蛇咬伤。

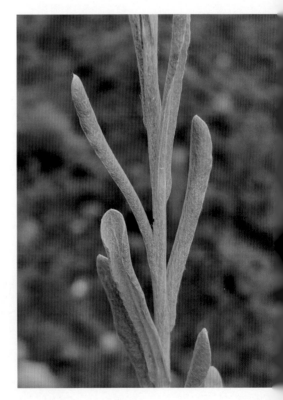

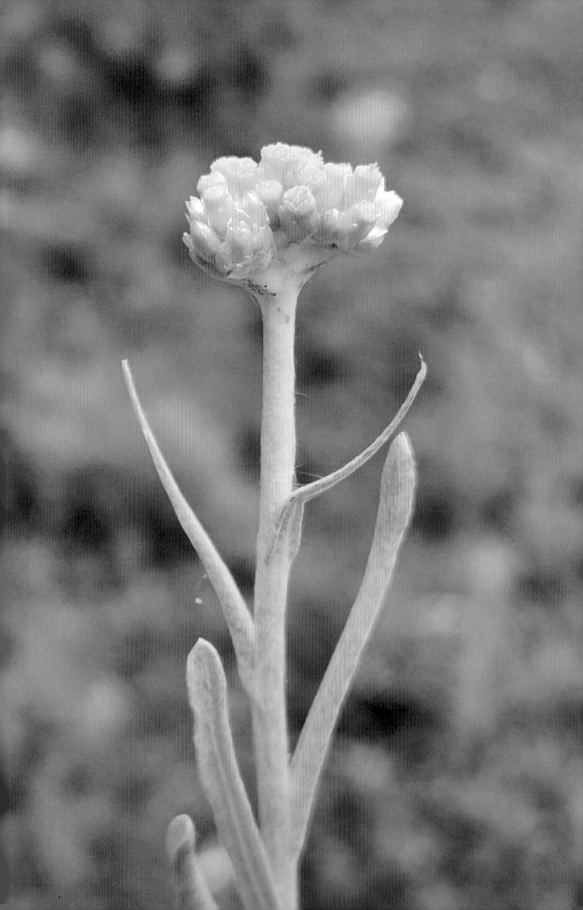

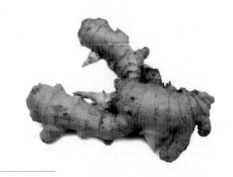

生姜

别　　名　姜、姜根、百辣云。

来　　源　姜科植物姜*Zingiber officinale* Rosc.的新鲜根茎。

分布采收　我国中部、东南部至西南部各省均广为栽培，主产于四川、广东、山东、陕西等地。广东茂名各地均有栽培。秋、冬二季采挖，除去须根及泥沙。

药材性状　本品呈不规则块状，略扁，具指状分枝，长4～18 cm，厚1～3 cm；表面黄褐色或灰棕色，有环节，分枝顶端有茎痕或芽；质脆，易折断，断面浅黄色，内皮层环纹明显，维管束散在；气香特异，味辛辣；以块大、丰满、质嫩者为佳。

功能主治　解表散寒，温中止呕，化痰止咳；主治风寒感冒，胃寒呕吐，寒痰咳嗽。本品助火伤阴，故热盛及阴虚内热者忌服。

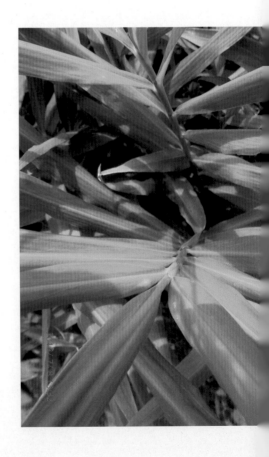

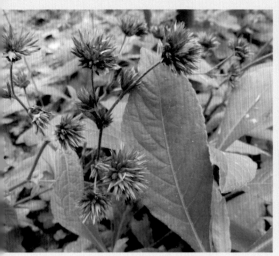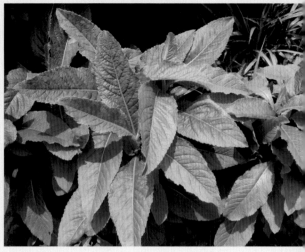

地胆头

别　　名　地胆草、苦地胆、草鞋底、磨地胆、土蒲公英。

来　　源　菊科植物地胆草*Elephantopus scaber* L.的干燥全草。

分布采收　地胆头分布于浙江、福建、台湾、江西、湖南、广东、广西、云南、贵州等地，主产于广东、广西、福建等地。广东茂名各地均有野生。夏、秋二季采收，去杂质，洗净晒干或鲜用。

药材性状　干燥全草，根茎短粗，长1~2 cm，粗约0.5 cm，密被紧贴白茸毛；根生叶多皱缩，黄绿色，匙形或长圆倒披针形，疏被白色长毛，纸质稍柔；茎圆柱形，直径2~3 mm，多剪断，断面中空，茎生叶少而小；有时茎端带有头状花序，花冠多脱落；以叶多、无花者为佳。

功能主治　清热解毒，利尿消肿；主治感冒，急性扁桃体炎，咽喉炎，结膜炎，流行性乙型脑炎，百日咳，急性黄疸型肝炎，肝硬化腹水，急、慢性肾炎，疮肿，湿疹。体虚者、孕妇慎用。

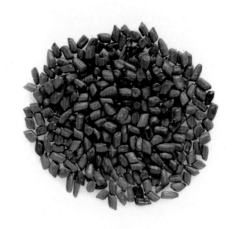

决明子

<table>
<tr><td>别　名</td><td>草决明、假绿豆、马蹄决明、钝叶决明。</td></tr>
<tr><td>来　源</td><td>豆科植物钝叶决明Cassia obtusifolia L.或决明（小决明）Cassia tora L.的干燥成熟种子。</td></tr>
</table>

分布采收　全国各地均产，主产于安徽、广西、四川、浙江、广东等地。广东茂名各地均有野生。秋季采收成熟果实，晒干，打下种子，除去杂质。

药材性状　决明子略呈菱方形或短圆柱形，两端平行倾斜，长3~7 mm，宽2~4 mm；表面绿棕色或暗棕色，平滑有光泽；一端较平坦，另一端斜尖，背腹面各有1条突起的棱线，棱线两侧各有1条斜向对称而色较浅的线形凹纹；质坚硬，不易破碎；种皮薄，子叶2，黄色，呈"S"形折曲并重叠；气微，味微苦。小决明呈短圆柱形，较小，长3~5 mm，宽2~3 mm；表面棱线两侧各有1片宽广的浅黄棕色带；以颗粒均匀、饱满、黄褐色者为佳。

功能主治 清热明目，润肠通便；主治目赤涩痛，羞明多泪，头痛眩晕，目暗不明，大便秘结。脾胃虚寒及便溏者慎服。

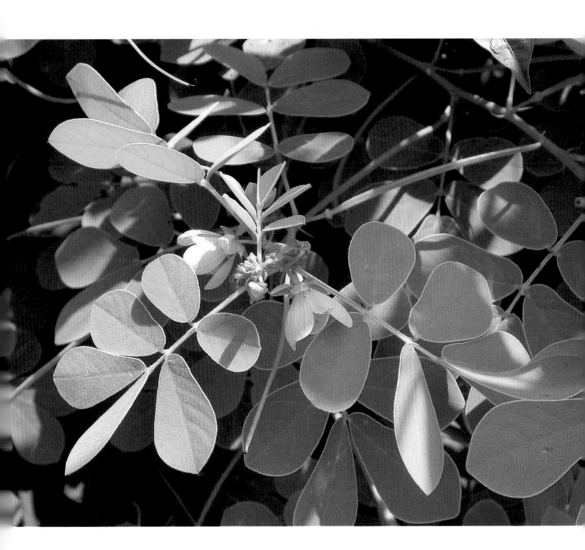

赤小豆

别　名　赤豆、红小豆。

来　源　豆科植物赤小豆*Vigna umbellata* Ohwi et Ohashi
或赤豆*Vigna angularis* Ohwi et Ohashi的干燥成
熟种子。

分布采收　赤小豆分布于浙江、江西、湖南、广东、广西、贵州、云南等地，主产于广东、广西、江西；赤小豆于全国广为栽培。广东茂名各地均有栽培。秋季果实成熟而未开裂时拔取全株，晒干，打下种子，除去杂质，再晒干。

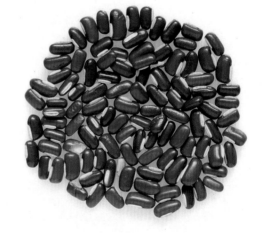

药材性状　赤小豆呈长圆形而稍扁，长5~8 mm，直径3~5 mm；表面紫红色，无光泽或微有光泽；一侧有线形突起的种脐，偏向一端，白色，约为全长的2/3，中间凹陷成纵沟；另一侧有1条不明显的棱脊；质硬，不易破碎，子叶2，乳白色；无臭，味微甘；以身干，颗粒饱满，色赤红发暗者为佳。

赤小豆呈短圆柱形，两端较平截或钝圆，直径4~6 mm；表面暗棕红色，有光泽，种脐不突起。

功能主治 利水消肿，解毒排脓；主治水肿胀满，脚气肢肿，黄疸尿赤，风湿热痹，痛肿疮毒，肠痈腹痛。阴虚津伤者慎服，过量服用会渗利伤津。

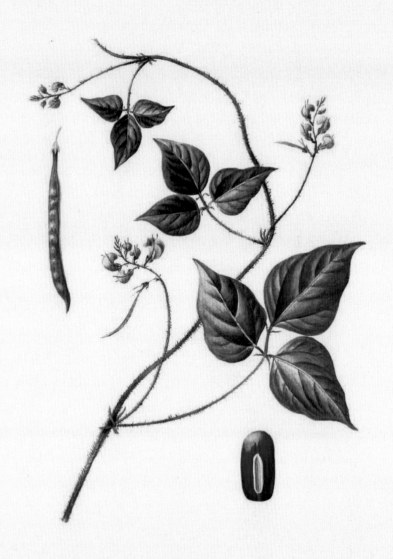

牡蛎

<u>别　　名</u>　蛎黄、海蛎子、蚝、蚵、蛎子。

<u>来　　源</u>　牡蛎科动物长牡蛎*Ostrea gigas* Thunberg、大连湾牡蛎*Ostrea talienwhanensis* Crosse或近江牡蛎*Ostrea rivularis* Gould的贝壳。巨蛎属 (Crassostrea) 是牡蛎科 (family Ostreidae) 的一个属，包括多个近缘物种。2014年初，中国科学院南海海洋研究所在华南沿海发现了巨蛎属（Crassostrea）两个牡蛎未定种，通过与近缘属种的形态学比较，结合线粒体和基因组分析，确定是新发现种，并分别将其命名为湛江牡蛎和电白牡蛎。电白牡蛎与清澜港一种名为C.*iredalei*的牡蛎个体大小及形态特征十分相似，遗传关系相近，主要区别是电白牡蛎为浅黄色或无闭壳肌痕，而C.*iredalei*的左闭壳肌痕为黑色或棕褐色。此外，电白牡蛎较C.*iredalei*具有更高纬度分布，这也是电白牡蛎区别于C.*iredalei*的重要依据之一。

<u>分布采收</u>　一般分布在潮间带和潮下带水深不超过10 m的范围内。广东茂名主要分布于电白。全年均可采集，取后，去肉，取壳，洗净，晒干。

<u>药材性状</u>　长牡蛎呈长片状，背腹缘几平行；右壳较小，鳞片坚厚，层状或层纹状排列；壳外面平坦或具数个凹陷，淡紫色、灰白色或黄褐色；内面瓷白色，壳顶二侧无小齿；左壳凹陷深，鳞片较右壳粗大，壳顶附着面小；质硬，断面层状，洁白；气微，味微咸。

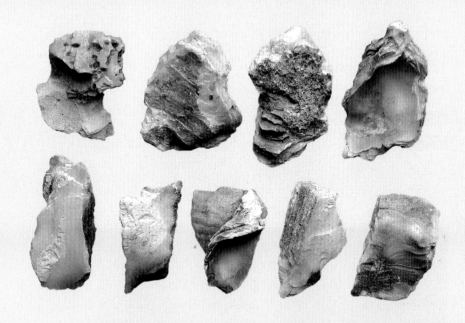

　　大连湾牡蛎呈类三角形，背腹缘呈八字形；右壳外面淡黄色，具疏松的起伏成波浪状的同心鳞片，内面白色；左壳同心鳞片坚厚，自壳顶部放射肋数个，明显；内面凹下呈盒状，铰合面小。

　　近江牡蛎呈圆形、卵圆形或三角形等；右壳外面稍不平，有灰、紫、棕、黄等色，环生同心鳞片，幼体者鳞片薄而脆，多年生长后鳞片层层相叠；内面白色，边缘有的淡紫色。

　　功能主治　重镇安神，潜阳补阴，软坚散结；主治惊悸失眠，眩晕耳鸣，瘰疬痰核，癥瘕痞块。煅牡蛎收敛固涩，制酸止痛；主治自汗盗汗，遗精滑精，崩漏带下，胃痛吞酸。本品多服、久服易引起便秘和消化不良。

佛手

| 别　名 | 佛手柑、手柑。 |
| 来　源 | 芸香科植物佛手*Citrus medica* L. var. *sarcodactylis* Swingle的干燥果实。 |

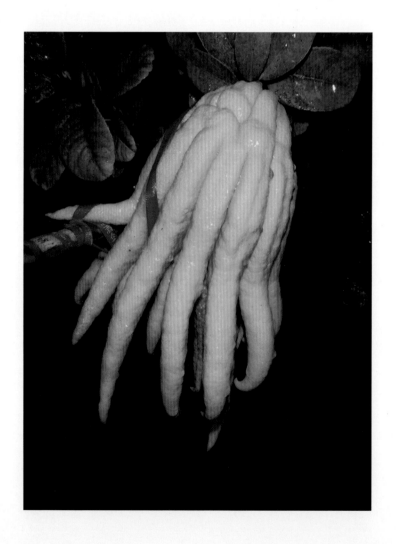

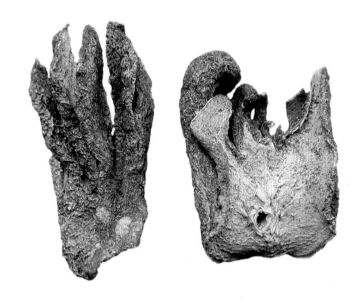

分布采收 我国浙江、江西、福建、广东、广西、四川、云南等地均有栽培，主产于广东、福建、云南、四川等地，有广佛手、云佛手、川佛手之别。在广东茂名主产于信宜，习称"广佛手"。秋季果实尚未变黄或变黄时采收，纵切成薄片，晒干或低温干燥。

药材性状 类椭圆形或卵圆形的薄片，常皱缩或卷曲；长6～10 cm，宽3～7 cm，厚0.2～0.4 cm；顶端稍宽，常有3～5个手指状的裂瓣，基部略窄，有的可见果梗痕；外皮黄绿色或橙黄色，有皱纹及油点；果肉浅黄白色，散有凹凸不平的线状或点状维管束；质硬而脆，受潮后柔韧；气香，味微甜后苦；以皮黄肉白、香气浓郁者为佳。

广佛手片大质薄，多皱缩。长6～10 cm，宽3～6 cm，厚1～2 mm。黄边白瓤，花纹明显，质较柔。气味较淡薄。

功能主治 疏肝理气，和胃止痛。主治肝胃气滞，胸胁胀痛，胃脘痞满，食少呕吐。阴虚有热、气虚无滞者慎用。

山奈

别　　名　沙姜、三蒣、山辣。

来　　源　姜科植物山奈*Kaempferia galanga* L.的干燥
根茎。

分布采收　原产于印度。本品分布于我国福建、台
湾、广东、海南、广西、云南等地，主产于广西、广东、
云南、福建、台湾等地。在广东茂名主产于高州市、化州
市。冬季采挖，洗净，除去须根，切片，晒干。

药材性状　本品多为圆形或近圆形的横切片，其直径
1～2 cm，厚0.3～0.5 cm；外皮浅褐色或黄褐色，皱缩，
有的有根痕或残存须根；切面类白色，粉性，常鼓凸；
质脆，易折断；气香特异，味辛辣；以色白、粉性
足、饱满、气浓郁而辣味强者为佳。

功能主治　行气温中，消食，止痛；主
治胸膈胀满，脘腹冷痛，饮食不消。阴虚血
亏及胃有郁火者禁服。

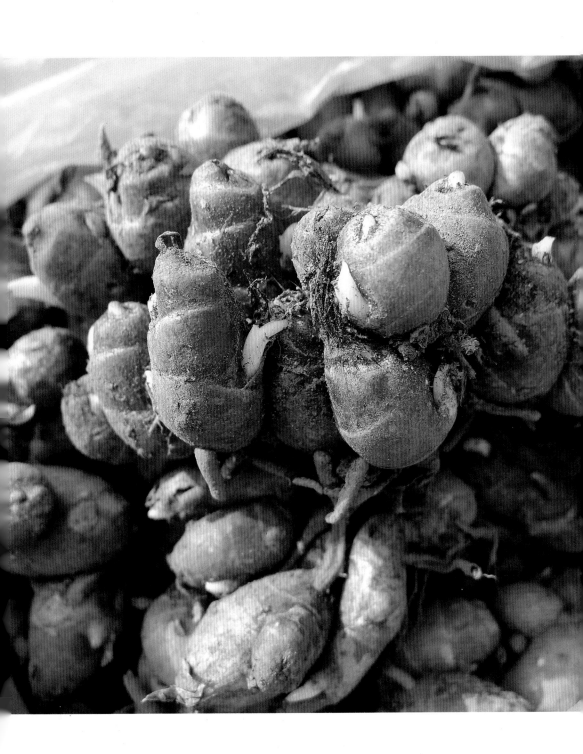

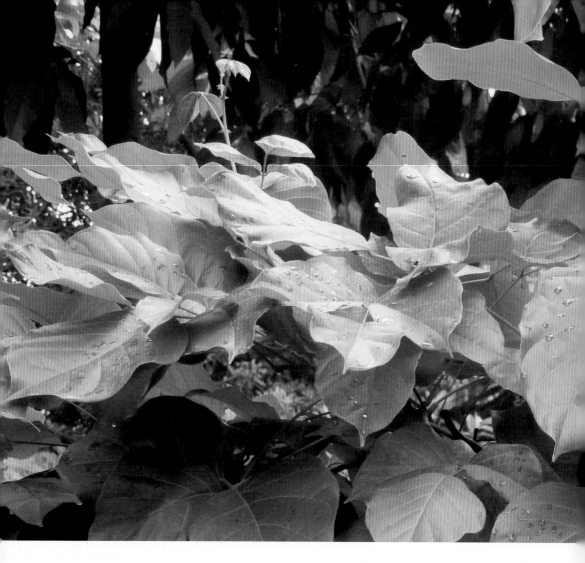

鸡血藤

别　名　血风、血藤、血风藤。

来　源　豆科植物密花豆 *Spatholobus suberectus* Dunn的
　　　　干燥藤茎。

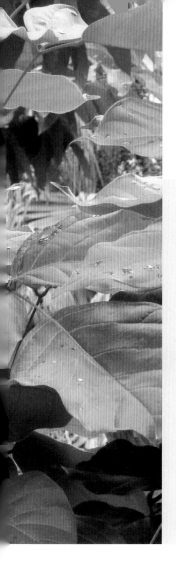

分布采收 分布于云南、广西、广东和福建等地。在广东茂名主产于高州、信宜。秋、冬二季采收，除去枝叶，切片，晒干。

药材性状 本品为椭圆形、长矩圆形或不规则的斜切片，厚0.3~1 cm；栓皮灰棕色，有的可见灰白色斑，栓皮脱落处显红棕色；切面木部红棕色或棕色，导管孔多数；韧皮部有树脂状分泌物，呈红棕色至黑棕色，与木部相间排列呈3~8个偏心性半圆形环；髓部偏向一侧；质坚硬；气微，味涩；以树脂状分泌物多者为佳。

功能主治 活血补血，调经止痛，舒筋活络；主治月经不调，痛经，经闭，风湿痹痛，麻木瘫痪，血虚萎黄。阴虚火旺者慎用。

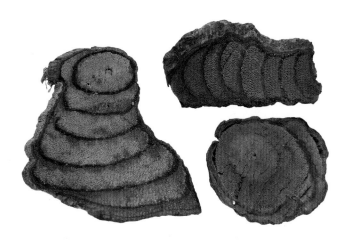

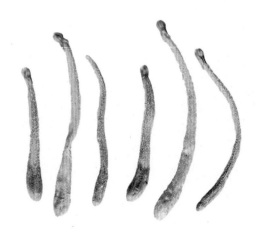

金银花

别　名　忍冬花、银花、双花。

来　源　忍冬科植物忍冬*Lonicera japonica* Thunb.的干燥花蕾或带初开的花。

分布采收　我国南北各地均有分布，主产于河南、山东等地。在广东茂名主产于电白。夏初花开放前采收，除去杂质，干燥。

药材性状　本品呈棒状，上粗下细，略弯曲，长2～3 cm，上部直径约3 mm，下部直径约1.5 mm；表面黄白色或绿白色（贮久色渐深），密被短柔毛；偶见叶状苞片；花萼绿色，先端5裂，裂片有毛，长约2 mm；开放者花冠筒状，先端二唇形；雄蕊5个，附于筒壁，黄色；雌蕊1个，子房无毛；气清香，味淡、微苦；以花未开放、色黄白、肥大者为佳。

功能主治　清热解毒，凉散风热；主治痈肿疔疮，喉痹，丹毒，热毒血痢，风热感冒，温病发热。脾胃虚寒及气虚、疮疡脓清者忌服。

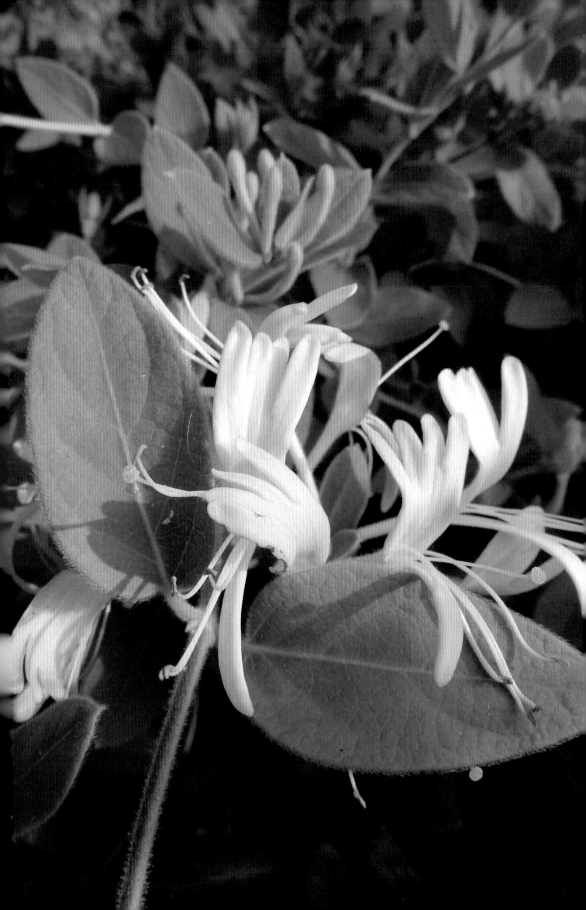

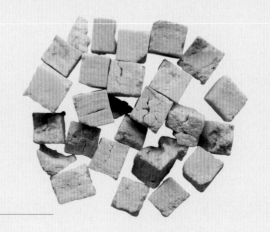

茯苓

别　　名　茯菟、松薯、松苓。

来　　源　多孔菌科真菌茯苓*Poria cocos* (Schw.) Wolf的干
　　　　　　燥菌核。

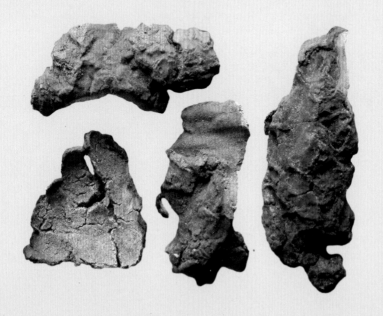

分布采收 本品分布于河北、河南、山东、安徽、浙江、福建、广东、广西、湖南、湖北、四川、贵州、云南、山西等地,主产于云南、安徽、湖北、河南、四川等地。产自云南者称"云苓",质较优;安徽、湖北产量较大。在广东茂名主产于信宜。多于7—9月采挖,挖出后除去泥沙,堆置"发汗"后,摊开晾至表面干燥,再"发汗",反复数次至现皱纹、内部水分大部散失后,阴干,称为"茯苓个";或将鲜茯苓按不同部位切制,阴干,分别称为"茯苓皮"及"茯苓块"。

药材性状 茯苓个呈类球形、椭圆形、扁圆形或不规则团块,大小不一;外皮薄而粗糙,棕褐色至黑褐色,有明显的皱缩纹理;体重,质坚实,断面颗粒性,有的具裂隙,外层淡棕色,内部白色,少数淡红色,有的中间抱有松根;无臭,味淡,嚼之粘牙;以体重坚实、外皮色棕褐、皮纹细、无裂隙、断面白色细腻、粘牙力强者为佳。

茯苓皮为削下的茯苓外皮,形状大小不一;外面棕褐色至黑褐色,内面白色或淡棕色;质较松软,略具弹性。

茯苓块为去皮后切制的茯苓,呈块片状,大小不一;白色、淡红色或淡棕色。

赤茯苓呈块状或片状,颜色为棕红色或淡红色;白茯苓为切去赤茯苓后的白色部分;有的茯苓块中间抱有松根,习称"茯神"。

功能主治 利水渗湿,健脾宁心;主治水肿尿少,痰饮眩悸,脾虚食少,便溏泄泻,心神不安,惊悸失眠。阴虚而无湿热、虚寒精滑、气虚下陷者慎服。

胡椒

别　　名　白胡椒、黑胡椒、浮椒。

来　　源　胡椒科植物胡椒 *Piper nigrum* L.的干燥近成熟
或成熟果实。

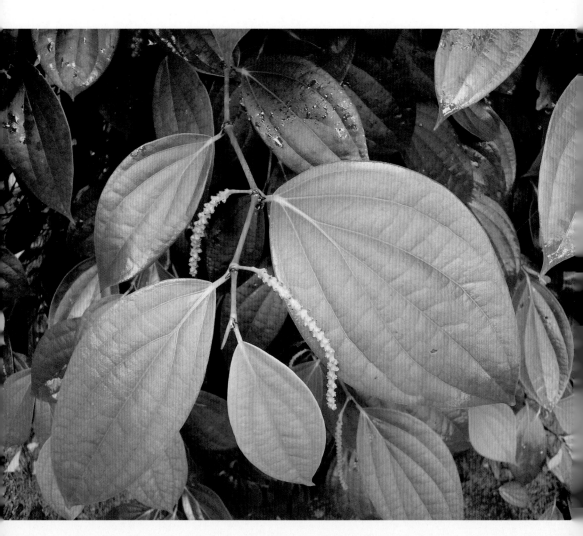

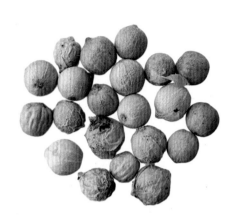

分布采收 原产于东南亚，现广植于热带、亚热带地区。我国福建、广东、广西、海南、云南、台湾等地均有栽培，主产于海南、广东、广西、云南等地。在广东茂名主产于高州，习称"东岸胡椒"。秋末至次春果实呈暗绿色时采收，晒干，为黑胡椒；果实变红时采收，用水浸渍数日，擦去果肉，晒干，为白胡椒。

药材性状 黑胡椒呈球形，直径3.5～5 mm；表面黑褐色，具隆起网状皱纹，顶端有细小花柱残迹，基部有自果轴脱落的瘢痕；质硬，外果皮可剥离，内果皮灰白色或淡黄色；断面黄白色，粉性，中有小空隙；气芳香，味辛辣；以粒大、饱满、色黑、皮皱、气味强烈者为佳。

白胡椒表面呈灰白色或淡黄白色，平滑，顶端与基部间有多数浅色线状条纹；以个大、粒圆、坚实、色白、气味强烈者为佳。

功能主治 温中散寒，下气，消痰；主治胃寒呕吐，腹痛泄泻，食欲不振，癫痫痰多。热病及阴虚火旺者禁服，孕妇慎服。

栀子

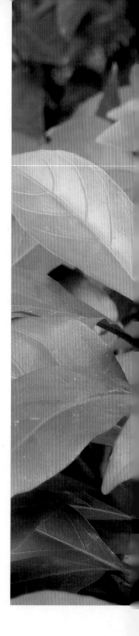

| 别　　名 | 黄栀子、山栀子、红枝子。 |
| 来　　源 | 茜草科植物栀子*Gardenia jasminoides* Ellis的干燥成熟果实。 |

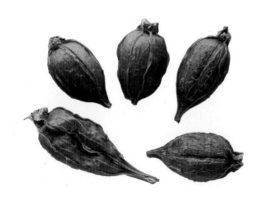

分布采收　本品分布于我国江苏、浙江、安徽、江西、广东、广西、云南、贵州、四川、湖北、福建、台湾等地，主产于湖南、江西、浙江、福建等地。广东茂名主产于信宜。9—11月果实成熟呈红黄色时采收，除去果梗和杂质，蒸至上气或置沸水中略烫，取出，干燥。

药材性状　本品呈长卵圆形或椭圆形，其长1.5~3.5 cm，直径1~1.5 cm；表面红黄色或棕红色，具6条翅状纵棱，棱间常有1条明显的纵脉纹，并有分枝；顶端残存萼片，基部稍尖，有残留果梗；果皮薄而脆，略有光泽；内表面色较浅，有光泽，具2~3条隆起

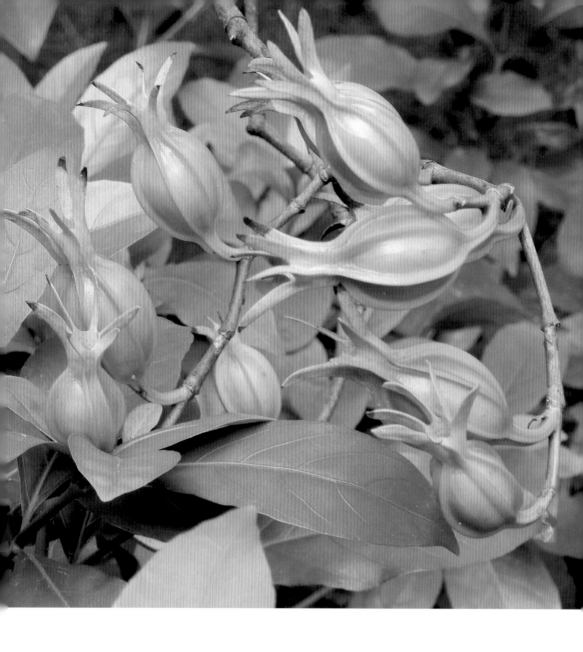

的假隔膜；种子多数，扁卵圆形，集结成团，深红色或红黄色，表面密具细小疣状突起；气微，味微酸而苦；以个小、完整、仁饱满、内外色红者为佳。

功能主治 泻火除烦，清热利尿，凉血解毒；外用消肿止痛。主治热病心烦，湿热黄疸，淋证涩痛，血热吐衄，目赤肿痛，火毒疮疡；外治扭挫伤痛。本品苦寒，不宜久服，凡脾胃虚寒便溏者忌服。

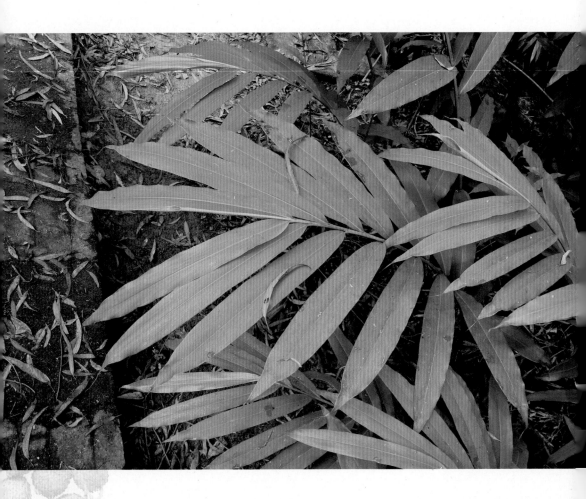

砂仁

别　　名	春砂仁、缩沙蜜、缩砂仁、缩砂密。
来　　源	姜科植物阳春砂*Amomum villosum* Lour.、绿壳砂

来　源　姜科植物阳春砂*Amomum villosum* Lour.、绿壳砂 *Amomum villosum* Lour. var. *xanthioides* T. L. Wu et Senjen或海南砂*Amomum longiligulare* T. L. Wu 的干燥成熟果实。

分布采收 本品分布于福建、广东、广西、云南等地，道地产区为广东阳春，在广东茂名主产于信宜、高州。夏、秋二季果实成熟时采收，晒干或低温干燥。

药材性状 阳春砂、绿壳砂呈椭圆形或卵圆形，有不明显的三棱；表面棕褐色，密生刺状突起，顶端有花被残基，基部常有果梗；果皮薄而软；种子结集成团，具三钝棱，表面棕红色或暗褐色，有细皱纹，外被淡棕色膜质假种皮；质硬，胚乳灰白色；气芳香而浓烈，味辛凉、微苦；以个大、坚实、仁饱满、气味浓厚者为佳，以阳春砂质量为优。

海南砂呈长椭圆形或卵圆形，有明显的三棱，表面被片状、分枝的软刺，基部具果梗痕；果皮厚而硬，种子团较小；气味稍淡。在使用上，一般认为海南砂的功效远逊于阳春砂和绿壳砂。

功能主治 化湿开胃，温脾止泻，理气安胎；主治湿浊中阻，脘痞不饥，脾胃虚寒，呕吐泄泻，妊娠恶阻，胎动不安。阴虚有热者忌服。煎药时宜后下。

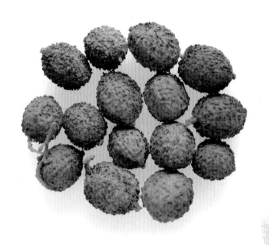

钩藤

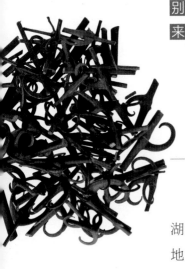

别　　名　钓藤、双钩、钩藤钩子。

来　　源　茜草科植物钩藤 *Uncaria rhynchophylla* (Miq.) Miq. ex Havil.、大叶钩藤 *Uncaria macrophylla* Wall.、毛钩藤 *Uncaria hirsuta* Havil.、华钩藤 *Uncaria sinensis* (Oliv.) Havil. 或无柄果钩藤 *Uncaria sessilifructus* Roxb. 的干燥带钩茎枝。

分布采收　钩藤分布于浙江、安徽、福建、江西、湖北、湖南、广东、广西、四川、贵州、云南、陕西等地，华钩藤分布于湖北、湖南、广西、四川、贵州、云南等地，大叶钩藤分布于广东、广西、云南等地；主产于广西、江西、浙江、湖南、广东、福建、云南、贵州、四川、湖北等地。广东茂名主产于信宜。秋、冬二季采收，去叶，切段，晒干。

药材性状　本品茎枝呈圆柱形或类方柱形，长2~3 cm，直径0.2~0.5 cm；表面红棕色至紫红色者具细纵纹，光滑无毛；表面黄绿色至灰褐色者有时可见白色点状皮孔，被黄褐色柔毛；多数枝节上对生两个向下弯曲的钩（不育花序梗），或仅一侧有钩，另一侧为突起的瘢痕；钩略扁或稍圆，先端细尖，基部较阔；钩基部的枝上

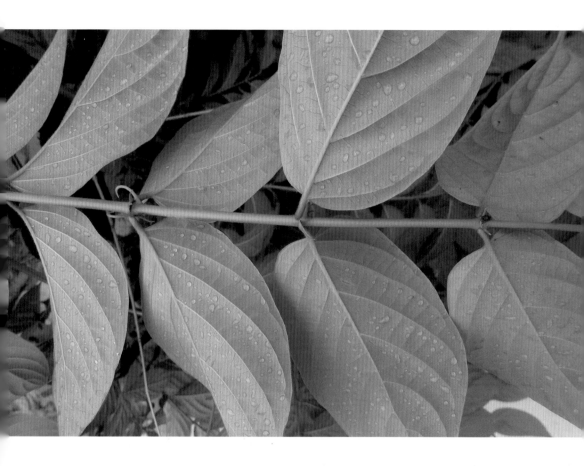

可见叶柄脱落后的窝点状痕迹和环状的托叶痕；质坚韧，断面黄棕色，皮部纤维性，髓部黄白色或中空；无臭，味淡；以双钩形如锚状、茎细、钩结实、光滑、色红褐或紫褐者为佳。

功能主治 清热平肝，息风定惊；主治头痛眩晕，感冒夹惊，惊痫抽搐，妊娠子痫，高血压。本品最能盗气，脾胃虚寒者慎服。煎药时宜后下。

独脚金

别　　名　犸骝草、马佬含菊、金锁匙、地莲芝、鹿草、疳积草。

来　　源　玄参科植物独脚金*Striga asiatica* (L.) O. Kuntze 的干燥全草。

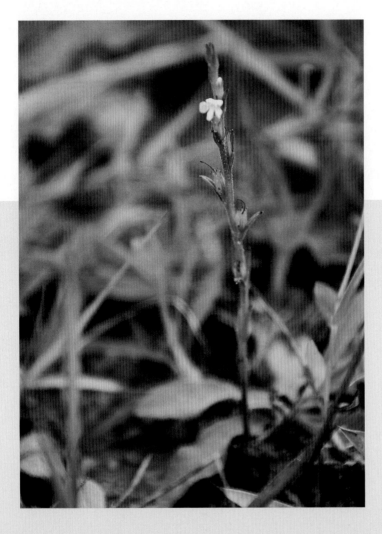

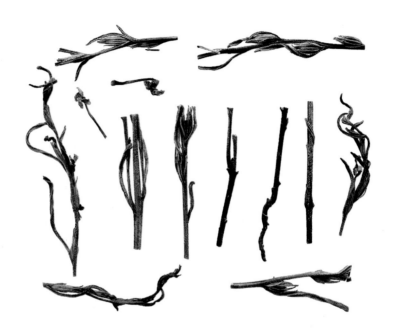

分布采收 本品分布于广东、广西、贵州、福建等地，主产于广东、广西等地。广东茂名各地均有野生。夏、秋二季采集，洗净晒干。

药材性状 干燥的全草，全体呈黄褐色或绿褐色，茎细，被灰白色糙毛；叶线形或披针形，多数脱落；中部以上为稀疏的穗状花序，除少数未结果的植株可见干枯的花冠外，其余大部都已脱落；萼管状，蒴果黑褐色，内藏于萼筒中，花柱残存，种子细小，黄棕色；以植株完整、带绿色、无泥沙杂质者为佳。

功能主治 清肝，健脾，消食，杀虫；治小儿伤食，疳积，黄肿，夜盲。

凉粉草

别　　名　仙草、仙人草、仙人冻。
来　　源　唇形科植物凉粉草*Mesona chinensis* Benth.的干燥地上部分。

分布采收　本品分布于我国南部，主产于广东。广东茂名各地均有栽培。春、夏二季采收，洗净，切段，鲜用或晒干。

药材性状　本品茎呈方柱形，被灰棕色长毛，外表棕褐色；质脆易断，中心有髓。叶对生，多皱缩或破碎，完整叶长圆形或卵圆形，长2~5 cm，宽0.8~2.8 cm，先端钝圆，基部渐窄成柄，边缘有小锯齿，纸质、稍柔韧，两面皆被疏长毛。气微，味微甘，嚼之有黏性。

功能主治　清暑，解渴，除热毒；治中暑，消渴，高血压，肌肉、关节疼痛。

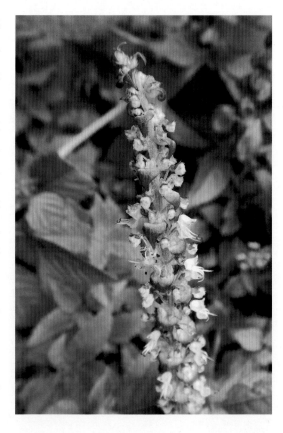

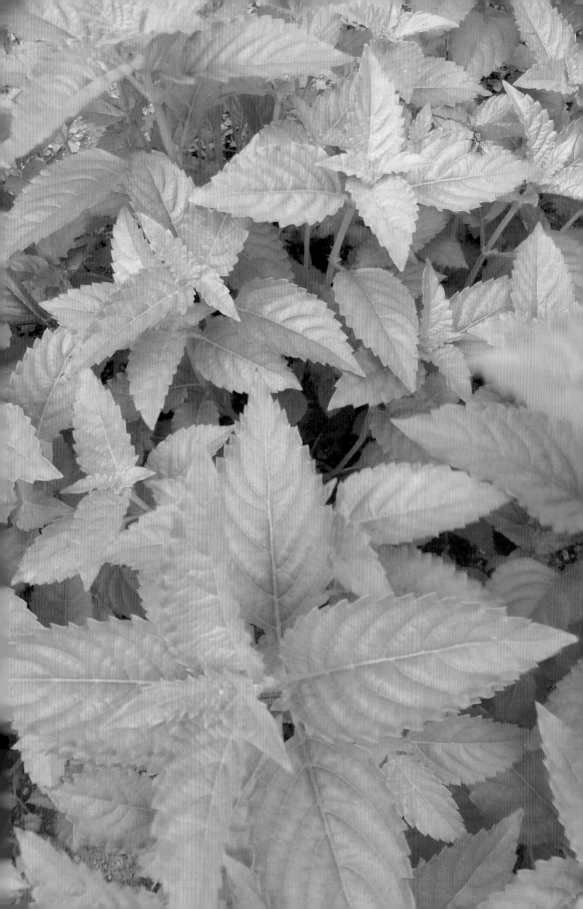

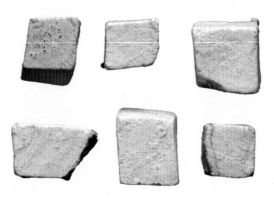

粉葛

别　　名　甘葛藤、甘葛、葛条。

来　　源　豆科植物甘葛藤*Pueraria thomsonii* Benth.的干燥根。

分布采收　本品分布于广东、广西、四川、贵州、云南等地，主产于广西、广东。广东茂名各地均有栽培。秋、冬二季采挖，除去外皮，稍干，截段或纵切两半或斜切成厚片，干燥。

药材性状　本品呈圆柱形、类纺锤形或半圆柱形，长12～15 cm，直径4～8 cm；有的为纵切或斜切的厚片，大小不一；表面黄白色或淡棕色，未去外皮的呈灰棕色；横切面可见由纤维形成的浅棕色同心性环纹，纵切面可见由纤维形成的数条纵纹；体重，质硬，富粉性；气微，味微甜；以块大、质坚实、色白、粉性足、纤维少者为佳。

功能主治　解肌退热，生津止渴，透疹，升阳止泻，通经活络，解酒毒；用于外感发热头痛，项背强痛，口渴，消渴，麻疹不透，热痢，泄泻，眩晕头痛，中风偏瘫，胸痹心痛，酒毒伤中。

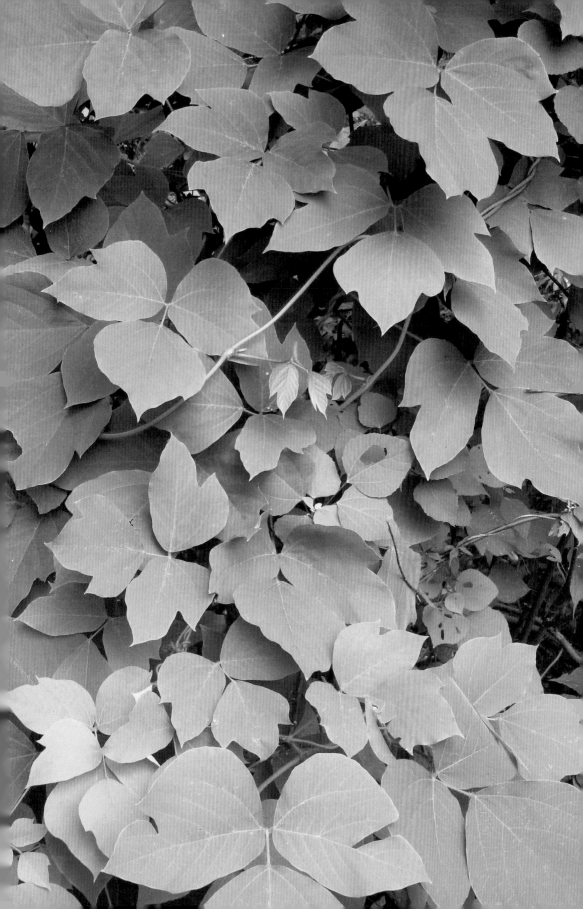

海螵蛸

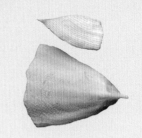

别　　名　乌贼骨、墨鱼骨。

来　　源　乌贼科动物无针乌贼*Sepiella maindroni* de Rochebrune或金乌贼*Sepia esculenta* Hoyle的干燥内壳。

分布采收　无针乌贼于我国沿海均有分布，金乌贼分布于黄海、渤海及东海一带；主产于浙江、福建、广东、山东、江苏、辽宁的沿海地区。在广东茂名主产于电白。收集乌贼鱼的骨状内壳，洗净，干燥。

药材性状　无针乌贼呈扁长椭圆形，中间厚，边缘薄，长9～14 cm，宽2.5～3.5 cm，厚约1.3 cm；背面有瓷白色脊状隆起，两侧略显微红色，有不甚明显的细小疣点；腹面白色，自尾端到中部有细密波状横层纹；角质缘半透明，尾部较宽平，无骨针；体轻，质松，易折断，断面粉质，显疏松层纹；气微腥，味微咸。

金乌贼长13～23 cm，宽约6.5 cm；背面疣点明显，略呈层状排列；腹面的细密波状横层纹占全体大部分，中间有纵向浅槽；尾部角质缘渐宽，向腹面翘起，末端有一骨针，多已断落。以上药材均以身干、体大、色白、完整者为佳。

功能主治　收敛止血，涩精止带，制酸止痛，收湿敛疮；主治吐血衄血，崩漏便血，遗精滑精，赤白带下，胃痛吞酸；外治损伤出血，湿疹湿疮，疮疡不敛。阴虚多热者不宜多服；久服易致便秘，可适当配润肠药服用。

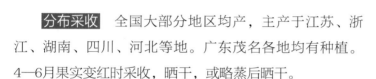

桑椹

别　　名　桑果、桑葚、黑椹、桑椹子。

来　　源　桑科植物桑*Morus alba* L.的干燥果穗。

分布采收　全国大部分地区均产，主产于江苏、浙江、湖南、四川、河北等地。广东茂名各地均有种植。4—6月果实变红时采收，晒干，或略蒸后晒干。

药材性状　本品为聚花果，由多数小瘦果集合而成，呈长圆形，长1～2 cm，直径0.5～0.8 cm；黄棕色、棕红色至暗紫色，有短果序梗；小瘦果卵圆形，稍扁，长约2 mm，宽约1 mm，外具肉质花被片4枚；气微，味微酸而甜；以个大、肉厚、紫红色、糖性大者为佳。

功能主治　补血滋阴，生津润燥；主治眩晕耳鸣，心悸失眠，须发早白，津伤口渴，内热消渴，血虚便秘。脾胃虚寒便溏者慎服。（其叶经霜后称为霜桑叶，功能祛风清热，凉血明目；主治风热感冒，肺热燥咳，头晕头痛，目赤昏花等。其嫩枝称为桑枝，功能祛风湿，利关节，行水气；主治风寒湿痹，四肢拘挛，脚气浮肿，肌体风痒等。其根皮称为桑白皮，功能泻肺平喘，行水消肿；主治肺热喘咳，水肿胀满，小便短小，面目、肌肤浮肿等。）

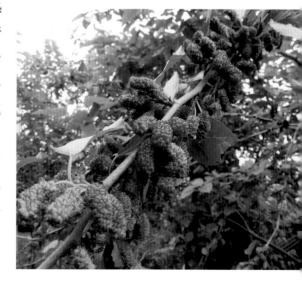

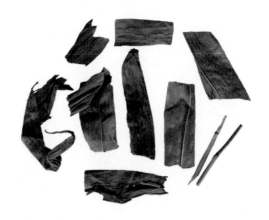

淡竹叶

别　　名　碎骨子、山鸡米、金鸡米、迷身草。

来　　源　禾本科植物淡竹叶*Lophatherum gracile* Brongn.
的干燥茎叶。

分布采收　分布于河南、安徽、台湾、广东、广西、云南等地。广东茂名各地均有野生。夏季未抽花穗前采割，晒干。

药材性状　本品长25~75 cm；茎呈圆柱形，有节，表面淡黄绿色，断面中空；叶鞘开裂；叶片披针形，有的皱缩卷曲，长5~20 cm，宽1~3.5 cm；表面浅绿色或黄绿色；叶脉平行，具横行小脉，形成长方形的网格状，下表面尤为明显；体轻，质柔韧；气微，味淡。

功能主治　清热泻火，除烦止渴，利尿通淋；主治热病烦渴，小便短赤涩痛，口舌生疮。凡脾胃虚寒、泄泻、肾亏尿频者及孕妇忌服，无实火、湿热者慎服。不宜久煎，入食以鲜品为佳。

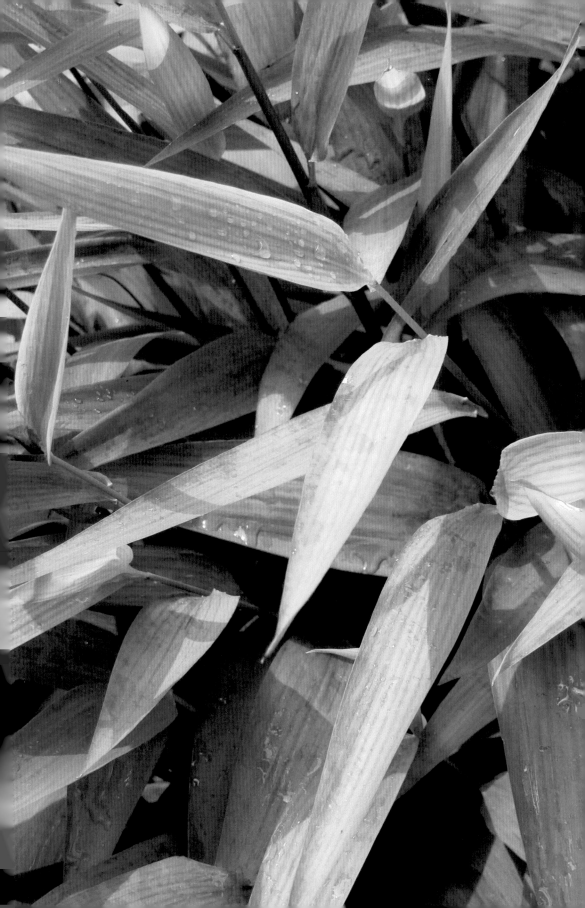

紫苏叶

别　　名　苏叶、南苏、臭苏。

来　　源　唇形科植物紫苏*Perilla frutescens* (L.) Britt.的干燥叶（或带嫩枝）。

分布采收　全国各地广泛种植，广东茂名各地均有栽培。夏季枝叶茂盛时采收，除去杂质，晒干。

药材性状　叶片多皱缩卷曲、破碎，完整者展平后呈卵圆形，长4~11 cm，宽2.5~9 cm；先端长尖或急尖，基部圆形或宽楔形，边缘具圆锯齿；两面紫色或上表面绿色，下表面紫色，疏生灰白色毛，下表面有多数凹点状的腺鳞；叶柄长2~7 cm，紫色或紫绿色；质脆；带嫩枝者，枝的直径2~5 mm，紫绿色，断面中部有髓；气清香，味微辛；以叶大、色紫、不碎、香气浓、无枝梗者为佳。

功能主治　解表散寒，行气和胃；主治风寒感冒，咳嗽呕恶，妊娠呕吐，鱼蟹中毒。阴虚、气虚及温病者慎服。（其梗称为紫苏梗，功能理气宽中，止痛，安胎；主治胸膈痞闷，胃脘疼痛，嗳气呕吐，胎动不安。其果实称为紫苏子，功能降气消痰，平喘，润肠；主治痰壅气逆，咳嗽气喘，肠燥便秘。）

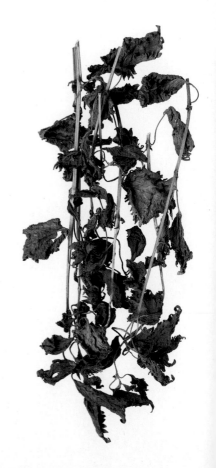

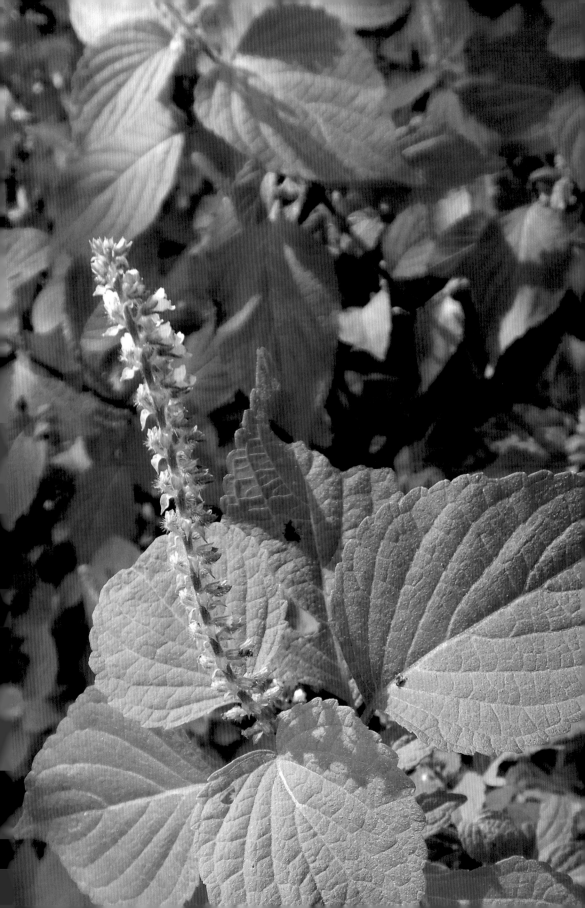

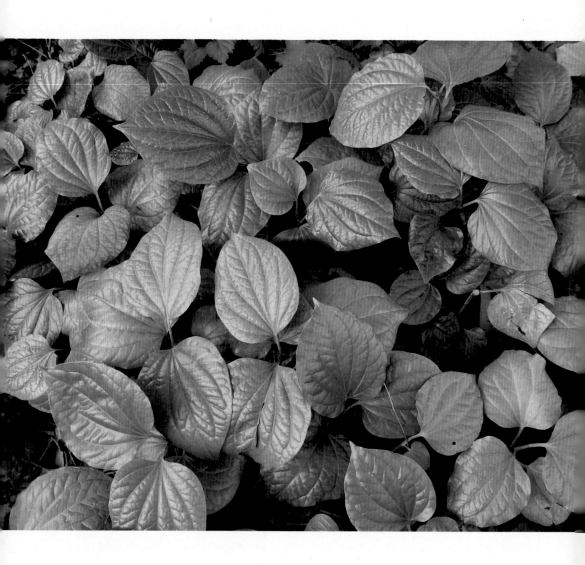

假蒟

别　名　蛤蒌、假蒌、山蒌。

来　源　胡椒科植物假蒟*Piper sarmentosum* Roxb.的干燥地上部分。

分布采收 本品分布于福建、广东、海南、广西、贵州及西藏南部等地。广东茂名各地均有野生。全年均可采收，洗净，鲜用或阴干。

药材性状 茎枝圆柱形，稍弯曲，表面有细纵棱，节上有不定根；叶多皱缩，展平后为阔卵形或近圆形，长6～14 cm，宽5～13 cm，基部浅心形，上面棕绿色，下面灰绿色，有细腺点，叶脉于叶背明显突出，7条，脉上有极细的粉状短柔毛，最上1对叶脉离基从中脉发出；叶柄长2～5 cm，叶鞘长度约为叶柄之半；有时可见与叶对生的穗状花序；气香，味辛辣。

功能主治 祛风散寒，行气止痛，活络，消肿；主治风寒咳喘，风湿痹痛，脘腹胀满，泄泻，痢疾，产后脚肿，跌打损伤。孕妇及月经不调者禁服。

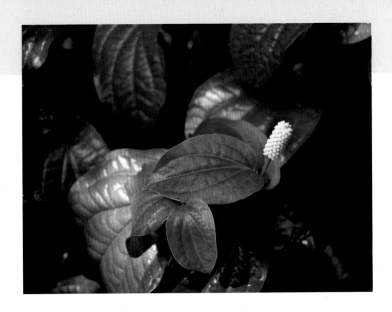

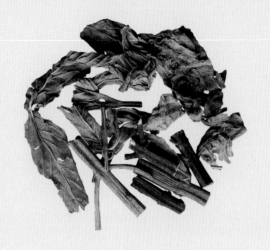

薄荷

别　　名	野薄荷、夜息香、鱼香草。
来　　源	唇形科植物薄荷*Mentha haplocalyx* Briq.的干燥地上部分。

分布采收　广泛分布于全国各地，江苏、安徽为传统地道产区。广东茂名各地皆有栽培。夏、秋二季茎叶茂盛或花开至三轮时，选晴天，分次采割，晒干或阴干。

药材性状　茎呈方柱形，有对生分枝，其长15～40 cm，直径0.2～0.4 cm；表面紫棕色或淡绿色，棱角处具茸毛，节间长2～5 cm；质脆，断面白色，髓部中空；叶对生，有短柄；叶片皱缩卷曲，完整者展平后呈宽披针形、长椭圆形或卵形，长2～7 cm，宽1～3 cm；上表面深绿色，下表面灰绿色，稀被茸毛，有凹点状腺鳞；轮伞花序腋生，花萼钟状，先端5齿裂，花冠淡紫色；揉搓后有特殊清凉香气，味辛凉；以身干、无根、叶多、色绿、气味浓者为佳。

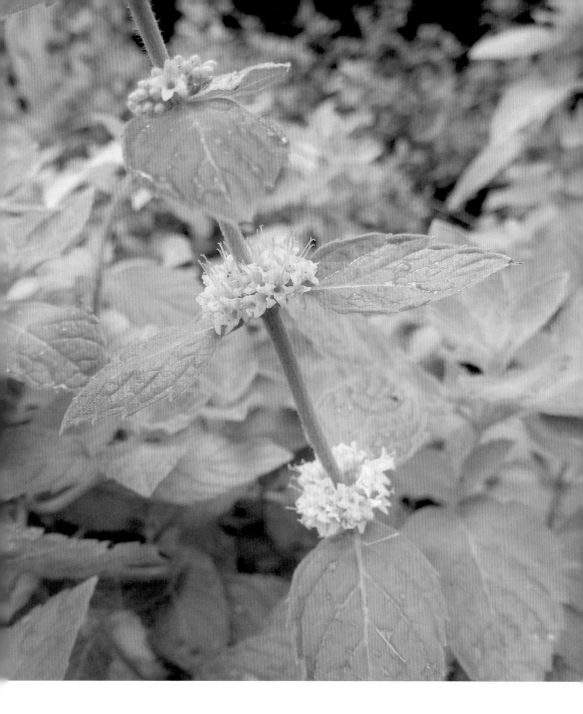

功能主治 疏散风热，清利头目，利咽，透疹，疏肝行气；主治风热感冒，风温初起，头痛，目赤，喉痹，口疮，风疹，麻疹，胸胁胀闷。阴虚血燥，肝阳偏亢，表虚汗多者忌服。本品芳香辛散，发汗耗气，故体虚多汗者不宜食用。因薄荷中含有挥发性成分，受热易随水蒸气挥发而降低疗效，煎药时宜后下。

茂名药膳与养生保健

Maoming
Yaoshan yu
Yangsheng
Baojian

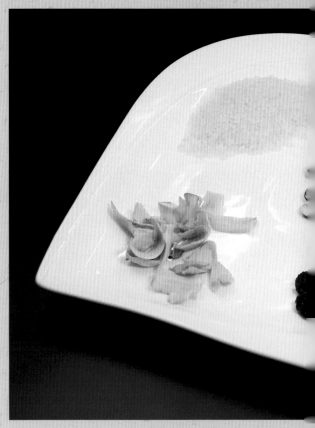

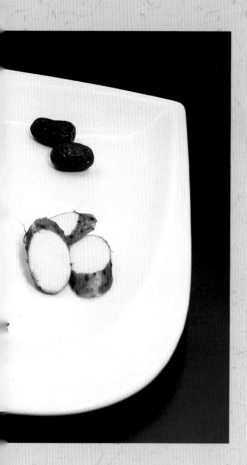

第二章

茂名特色药膳食谱

第一节

菜类

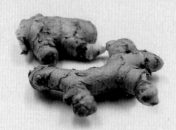
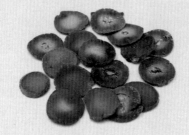

化橘红姜焖鸭

药膳功效 养肺清肺，止咳化痰。

材料

化橘红2g，水鸭500g，马蹄、杏鲍菇、葱段、生姜、料酒、蒜蓉、红糖等适量。

做法

- 第一步：化橘红切丝泡水备用，用蒜蓉和化橘红水腌制鸭肉。
- 第二步：姜片煎到微焦黄时放鸭肉煸炒至有焦边，下葱段、杏鲍菇煸炒至出现焦边时放入料酒、红糖等。
- 第三步：再放马蹄、化橘红丝，加清水没过鸭肉慢火煲煮40分钟即可。

适用人群 适用于慢性支气管炎、肺气肿、慢性阻塞性肺疾病等症见咳嗽咯痰的肺系疾病人群。

适用时节 冬、春季天气变化，肺部疾病多发，宜食用。

小贴士 化橘红以茸毛多、气味浓者为佳。

肉香蛤蒌饭

药膳功效

温中散寒，滋阴补气。

材料

瘦肉150 g，蛤蒌（学名：假蒟）叶20张，米饭、香菇及调味料适量。

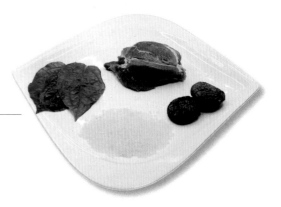

做法

- 第一步：蛤蒌叶洗净，切碎备用。
- 第二步：将米饭和蛤蒌叶、瘦肉末、香菇末混合，加入适量的调味料拌匀。
- 第三步：放入热锅炒熟即可。

适用人群 脾胃虚寒，症见纳差、脘腹痛而喜温喜按、大便溏等人群。

适用时节 秋冬时节。

小贴士 蛤蒌叶与荜茇叶及胡椒叶外形较相似，要加以鉴别。荜茇叶纸质，腹面近光滑，背面毛密而显著；胡椒叶片厚，近革质，两面均无毛；而蛤蒌叶近膜质，腹面无毛，背面沿脉上被极细的短柔毛。蛤蒌叶外用还可治跌打肿痛和外伤出血，捣碎外敷即可，治跌打肿痛时可外敷加内服（内服应适当减量）。

肉桂蒸扣肉

药膳功效

滋补养身，健脾暖胃。

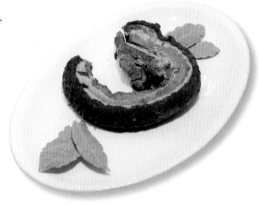

材　料

扣肉、肉桂叶、沙姜（学名：山奈）、生姜、红葱、蒜头、生葱适量，五香粉、白酒、盐少许，生抽、老抽、蚝油、花生油等适量。

做　法

- 第一步：将提前炸好的扣肉切成方形洗净，沥干水分备用，大小与肉桂叶接近。
- 第二步：沙姜、生姜、红葱、蒜头、生葱拍烂剁碎，再加入五香粉、盐、白酒等调味料混合制成底料。
- 第三步：把底料倒入扣肉块中拌匀，后将扣肉块和肉桂叶间隔摆放在一只瓷盘里，入蒸笼大火蒸约1.5小时起锅即成。

适用人群　身体虚寒、四肢发冷的人群。

适用时节　冬季进补时节。

小贴士　肉桂叶以具特异香气、味微辛辣者为佳。

杨桃鸭

药膳功效

减除肥腻，开胃降压。

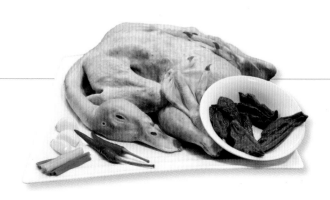

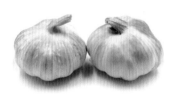

材　　料

鸭1只，蒜、姜丝适量，酸杨桃50 g，香菜少量，生抽100 g，盐、醋适量，糖15 g。

做　　法

- 第一步：鸭子清洗干净，加入盐和生抽涂抹全身，加入姜丝和蒜腌制约30分钟。
- 第二步：烧热锅放油，放入蒜、酸杨桃切碎爆香后，加入腌好的鸭子和适量水、糖、醋、盐，水要浸到鸭2/3的位置，待煮沸后，用中小火慢慢煸制（大约0.5小时）。
- 第三步：斩件上盘，淋上适量酱汁，可放些香菜点缀。

适用人群　肥胖体质、血压高、脾胃积滞等人群。

适用时节　四季皆宜，杨桃成熟季节最佳。

小贴士　杨桃分为酸杨桃和甜杨桃两大类，杨桃鸭，宜用酸杨桃，以果皮光亮、皮色黄中带绿、棱边青绿者为佳。若皮色太青，恐怕过酸，不宜食用。

沙姜鸡

药膳功效

温中散寒，开胃消食，理气止痛。

材料

嫩鸡半只，沙姜、生抽、蚝油、老抽、料酒、蒜、白糖、麻油、葱均适量。

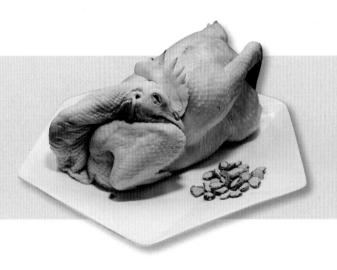

做法

- 第一步：沙姜洗干净去皮后剁碎，鸡肉斩块洗净，沥干水后倒入蚝油及料酒，抓匀腌制入味。

- 第二步：锅内倒入麻油和沙姜炒香，然后倒入鸡肉翻炒，鸡肉炒至肉皮紧缩后，放入腌制的酱汁和少许白糖，倒入和鸡肉平齐的水量，再倒入生抽、老抽，水沸腾后转中小火焖15分钟，最后大火收汁撒上葱花即可。

适用人群 一般人群皆宜，脾胃虚寒、饮食积滞者尤佳。

适用时节 四季皆宜。

小贴士 沙姜以肉白色、粉性足、气香浓、味辛辣者为佳。沙姜须与苦山柰进行区分，苦山柰气微香带腥，味极苦，有毒。

益智花蒸鸡

药膳功效 养血安神，强身健体。

材 料

信宜益智鸡（辅以益智果、益智梗剁碎喂养而来）1只，益智花适量，花生油、盐少许。

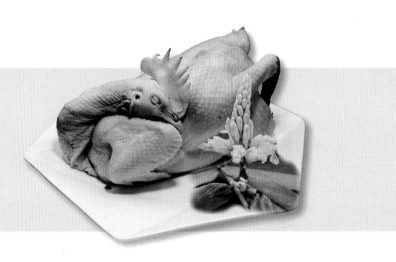

做 法

- 第一步：将信宜益智鸡斩成小块洗净备用，加少许花生油，再撒上少许盐，拌匀。
- 第二步：将益智花铺在鸡肉上，放入蒸锅蒸30分钟即可。

适用人群 体质虚弱、气血亏虚、睡眠差者均宜。

适用时节 四季皆宜。

小贴士 益智鸡在外表上和普通的鸡没有区别，但肉质会更加滋补细腻清香，盛产于茂名信宜。益智花是姜科山姜属植物益智的花朵，花期一般为每年2—4月。益智常以益智仁入药，益智花非药用部位，但民间常用作药膳。

益智蒸氹仔鱼

药膳功效

温肾暖脾补虚，开胃解腻。

材　料

信宜氹仔鱼（凼仔鱼）、益智仁、盐、花生油适量。

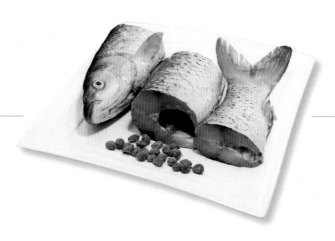

做　法

- 第一步：将信宜氹仔鱼斩成小块洗净备用，加少许花生油，撒上少许盐，再将益智仁捣细撒在鱼肉上拌匀，腌制30分钟。
- 第二步：放入蒸锅蒸15～20分钟即可。

适用人群 脾胃或肾虚寒所致的泄泻、腹痛、呕吐、食欲不振、唾液分泌增多、遗尿、小便频数等人群。

适用时节 四季皆宜，冬季尤佳。

小贴士 益智仁以颗粒大、均匀、饱满、色红棕、无杂质者为佳，商品以晒干品为优。益智仁因炮制方法不同而分为生益智仁、盐益智仁两种。生益智仁辛温而燥，以温脾止泻，收摄涎唾为主。盐益智仁辛燥之性缓和，专行下焦，长于固精缩尿。

黄栀子豆腐

药膳功效

清热下火，凉血解毒。

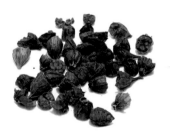

材 料
豆腐块、黄栀子、盐、花生油适量。

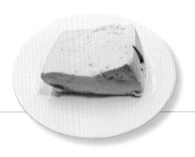

做 法
- 第一步：用黄豆提前做好豆腐块备用。
- 第二步：把晒干的黄栀子捣碎，放到水里浸泡出黄色汁液，再跟豆腐一起浸煮。
- 第三步：将豆腐煮至漂浮在水面上，颜色变黄，就可以捞出，沥干水分。
- 第四步：翌日即可适当烘烤，以便保存。
- 第五步：取黄色的豆腐块切成小块，加少许捣碎的黄栀子放入砂锅炖煮，调味即成。

适用人群 心经实热所致的口干口渴、口舌生疮、五心烦热、目赤、口臭、脾气暴躁、失眠、小便黄赤灼热、大便干结、口腔溃疡等人群。

适用时节 夏属火，易火气通心，故夏季尤佳。

小贴士 黄栀子以个小、完整、仁饱满、内外色红者为佳，个大、外皮棕黄色、仁较瘪、色红黄者质次。

藿香蒸鲫鱼

药膳功效

消暑祛湿，理气开胃。

材　料

鲫鱼2条，广藿香鲜叶20 g，生葱2根，红尖椒2个，生姜、菜籽油、盐等调味料适量。

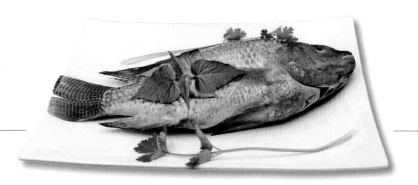

做　法

- 第一步：鲫鱼整理干净，划上花刀，表面抹盐，肚里、鱼身下均匀放上姜丝和广藿香丝腌5分钟。
- 第二步：蒸8分钟，焖3分钟，取出，倒去蒸出的水分待用。
- 第三步：姜、红尖椒切粒，生葱、广藿香切碎后，均匀撒在鱼身上，再淋上盐、酱油、鸡精兑成的调味汁。
- 第四步：锅中放适量菜籽油煎香后关火，淋在准备好的藿香鲫鱼身上即可。

适用人群　湿阻脾胃、脘腹胀满、暑湿、胸脘满闷等症状人群。

适用时节　暑湿时令尤佳。

小贴士　防风草和广藿香性状相似，但防风草的茎是四棱形，且没有广藿香的浓郁香气；广藿香的茎略呈方柱形，香气浓郁，味微苦；土藿香气味芳香，味淡而微凉。

第二节

汤类

化橘红南北杏炖瘦肉

药膳功效

滋养补虚，开胃化痰。

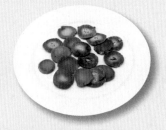
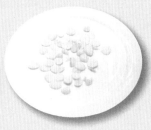

材　料

化橘红2g，南杏仁6g，北杏仁3g，猪瘦肉
300g，生姜、盐等调味料适量。

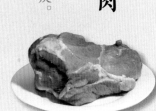

做　法

- 第一步：化橘红、南杏仁、北杏仁洗干净用清水浸泡，
  猪瘦肉切成小块。
- 第二步：各物一同入炖盅，加入热水适量，加盖隔水炖
  1.5~2小时，饮用时下盐调味。宜2~3人食用。

适用人群　脾胃虚弱、痰湿阻滞及病久肺虚的咳嗽咯痰人
　　　　　　群。风热感冒初起，不适宜服用此汤。

适用时节　冬、春季节。

小贴士　南北杏意指南杏仁（甜杏仁）和北杏仁（苦杏
　　　　　仁），其仁体有小洞可能是蛀粒，有白花斑则
　　　　　可能为霉点，不能食用。

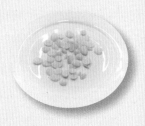

虫草化橘红花炖水鸭

药膳功效

补肾益肺，止咳化痰。

材　料

水鸭肉500 g，虫草花100 g，红枣4枚，化橘红花5～10朵，盐、油、料酒等调味料适量。

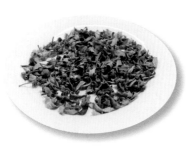
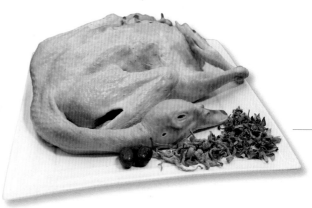

做　法

- 第一步：将红枣去核洗净，化橘红花、虫草花洗净，水鸭肉斩块。
- 第二步：将全部材料放入炖锅中，加清水适量，文火隔水炖2～3小时，调味即可。为2～3人量。

适用人群 适用于慢性肺系疾病迁延不愈，病久及肾，反复咳嗽咯痰，或胃气上逆人群。

适用时节 冬季尤宜。

小贴士 优质的虫草花一般呈金黄色或者橙红色，有自然显现的光泽，能闻到一股清香的味道并有一点牛奶的香味，入嘴咀嚼，有强烈的纤维感，口感鲜美菌香味浓郁。

化橘红清炖鸡汤

药膳功效

补肺祛浊，止咳化痰。

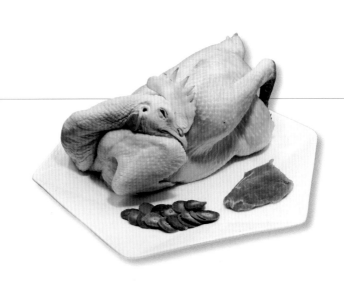

材料

化橘红2 g、鸡肉500 g、瘦肉100 g，盐、油、料酒等调味料适量。

做法

- 第一步：化橘红稍浸泡，鸡肉洗净、去皮、切块，瘦肉洗净。
- 第二步：一起下炖盅，加入热开水2 000 mL（约5碗量），加盖隔水炖约2.5小时便可。进饮时方下盐，为4～5人1日量，可分2次进饮。

适用人群 症见气促痰多、胸闷不适的老年人甚宜。

适用时节 暑燥与台风雨交替时人们喜凉饮，寒、湿、热交替，易引发湿重肺燥、咳嗽等症状，宜食用此汤。

小贴士 选用化橘红胎片更佳，另因鸡肉属热性，炖此汤时，不宜放姜片。

龙眼肉生熟地煲猪脊骨

药膳功效

养阴润燥，美肌健体。

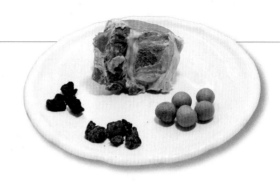

材料

龙眼肉15粒、生地黄15 g、熟地黄10 g、猪脊骨500 g，生姜、盐等调味料适量。

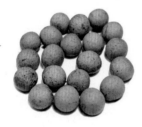

做法

- 第一步：龙眼肉、生地黄、熟地黄稍浸泡，猪脊骨洗净、斩段。
- 第二步：一起下瓦煲，加清水2 500 mL，大火煮沸后改小火煲约2小时，下盐便可。为4~5人量。

适用人群 心血亏虚者尤佳。

适用时节 秋季。

小贴士 熟地黄以块状肥大、质地柔软、油润、内外乌黑有光泽者为佳。熟地黄是通过生地黄加工而成的。生地黄药性较为寒凉，主要功效是清热凉血、养阴生津，经加工炮制后称为"熟地黄"，其药性由寒性变成了微温，主要功效为补血滋阴，益精填髓。

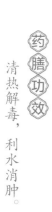

地胆头煲老鸭汤

药膳功效

清热解毒，利水消肿。

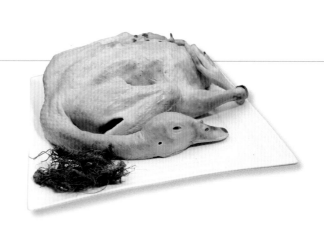

材料

老鸭半只，地胆头（干品）15g，盐等调味料适量。

做法

- 第一步：鸭子洗净斩块，地胆头洗净备用。
- 第二步：把地胆头和鸭放在一起，注入清水，煮开后小火慢炖40分钟，放盐即可。
- 第三步：若鸭较多油，可将油沫去除。适宜3~4人食用。

适用人群 因湿热所致的咽喉肿痛、水肿的人群。

适用时节 夏暑季节。

小贴士 地胆头以全根须，无杂草者为佳；全草时以叶子繁茂，无花者为佳。地胆草属植物全世界约30种，我国仅有2种，即地胆草（地胆头指地胆草根部）和白花地胆草。研究表明，地胆草在广东分布广泛，不耐低温，遇霜冻即枯萎；白花地胆草在粤东分布量大，在粤西少见分布，耐霜冻。

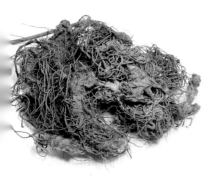

猪脚姜醋

药膳功效

补气血，祛风寒，去恶露。

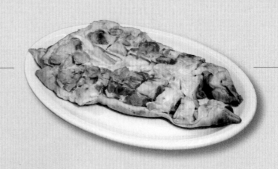

材料

猪脚1只，老生姜250 g，鸡蛋8个，腌制黄瓜干适量，糖适量，添丁甜醋适量。

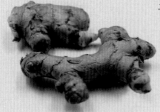

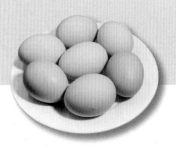

做法

- 第一步：姜拍碎，猪蹄洗干净焯水，沥干水分；鸡蛋煮熟，去壳。
- 第二步：先倒醋，后放姜和鸡蛋，大火煮开，后小火慢炖1小时，再倒入猪脚，煲40分钟即可食用。适宜2~3人食用。

适用人群 宫寒痛经、产妇、身体虚弱体寒等人群。

适用时节 秋冬季节为佳。

小贴士 生姜（注意不是子姜）一般选用饱满中姜（肉姜）。产妇"坐月子"时，为了达到祛风效果，宜选用老姜。普通人群食用，生姜用量减半。由于食用醋在长时间高温下会腐蚀金属锅，产生不利于身体的化学物质，因此，猪脚姜醋烹饪时不能用铁锅、铝锅等金属锅，须用瓦煲。

枣仁猪心汤

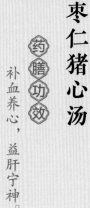

补血养心，益肝宁神。

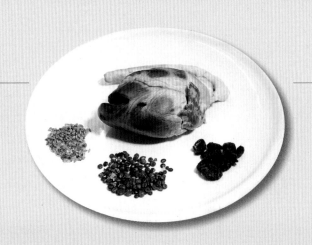

材 料

干龙眼肉10 g，酸枣仁10 g，柏子仁5 g，猪心1个，生姜、料酒、精盐、酱油适量。

做 法

- 第一步：将龙眼肉、酸枣仁、柏子仁择洗干净；猪心洗去血水，除去脂肪；将龙眼肉、酸枣仁、柏子仁塞入猪心备用。
- 第二步：将猪心放入砂锅内，加适量水，加入姜片、料酒、精盐、酱油，先用大火煮沸，撇去浮沫，改为小火煮至猪心熟烂，调味即成。适宜2~3人食用。

适用人群 虚证引起的失眠多梦、夜惊、多汗等人群。

适用时节 春季，惊蛰节气尤佳。

小 贴 士 酸枣仁以外皮红棕色、种仁黄白色者为佳。柏子仁新货为黄白色或淡黄色，久置陈货则呈黄棕色，并有油点渗出。

土茯苓白鸽汤

药膳功效

温经通络，祛风除湿，补肾填精，排毒散结。

材料

白乳鸽1只，土茯苓30 g，姜片、胡椒粉、盐、料酒等调味料适量。

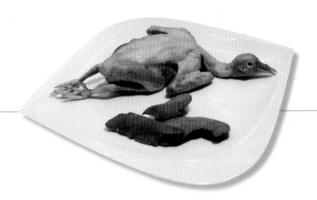

做法

- 第一步：白乳鸽洗净斩块，焯水去腥味；土茯苓洗净切片。
- 第二步：砂锅中注水，放入乳鸽、土茯苓、姜片、料酒煮开，转小火煲50分钟，加入盐、胡椒粉略煮入味即可。适宜2~3人食用。

适用人群 对于有筋骨拘挛疼痛、疮疡等症的人群有一定舒缓作用。

适用时节 冬季尤佳。

小贴士 土茯苓以外表红褐色，内色微红，质地坚实，断面筋少粉足者为佳；土茯苓片则以淡棕色、片薄、整齐、筋少粉足者为上。

枸杞叶猪肝汤

药膳功效

清热明目。

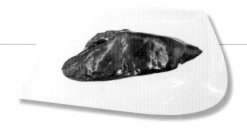

材 料

鲜枸杞叶200 g，猪肝200～400 g，
生姜、盐适量。

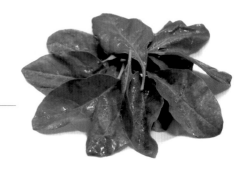

做 法

- 第一步：将枸杞叶、生姜和猪肝洗净，生姜、猪肝切块备用。
- 第二步：将枸杞叶、生姜和猪肝一起放入砂锅中，大火煮沸转小火煎煮15分钟，加盐调味即可。适宜2～3人食用。

适用人群 风热目赤、双目流泪、视力减退、夜盲等症状人群。

适用时节 春季。

小贴士 猪肝以颜色紫红均匀，表面有光泽，触之有弹性，无水肿、脓肿、硬块者为佳。病死猪肝颜色发紫，剖切后向外溢血，偶尔长有"水泡"；灌水猪肝虽然颜色仍为红色，但明显发白，外形膨胀，捏扁后可以立即恢复，剖切时向外流水。

广山药益智煲羊肾瘦肉汤

药膳功效

健脾固肾，固精缩尿。

材料

广山药（干品）20 g，益智仁（干品）10 g，核桃3个，枸杞5 g，羊肾2个，瘦肉250 g，生姜、料酒、盐适量。

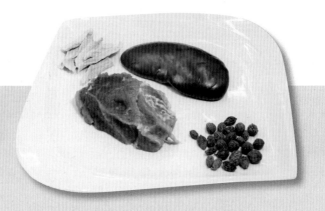

做法

- 第一步：将羊肾反复冲洗后剥去表面的肥油和膜，剖开并剔除里面的薄膜，切块；往羊肾中加入生姜丝、少量料酒和盐，拌匀后腌制2～3小时，再次冲洗；瘦肉焯水后切块。
- 第二步：瘦肉、药材、羊肾一起放入汤煲内，加水适量，大火煮15分钟后改小火煲45分钟，加食盐调味即可。适宜3～4人食用。

适用人群 尤其适用于四肢冰冷、脾胃虚弱、气血不足者。

适用时节 冬季。

小贴士 广山药以条粗、质坚实、粉性足、色洁白者为佳。因山药与维生素C及烟酸等酸性较强的药物联用，可致山药有效成分分解，降低药效，故两者请勿联用。

车前草广金钱草煲猪骨

药膳功效

清利湿热，利尿通淋。

材　料

车前草15 g，广金钱草15 g，猪骨500 g，蜜枣2个，酱油、盐适量。

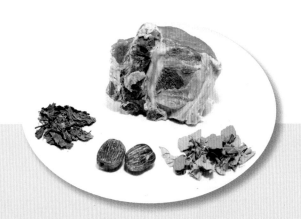

做　法

- 第一步：猪骨洗净切块，置于开水中撇去浮沫；车前草、广金钱草洗净，蜜枣去核。
- 第二步：车前草、广金钱草放入砂煲，加入适量清水煲沸，放入猪骨再煲沸，转小火煲1~1.5小时即可。适宜2~3人食用。

适用人群　尿频、尿急、尿痛、血尿、热痢等热证者。

适用时节　夏季。

小贴士　车前草以叶片完整、色灰绿者为佳。广金钱草以叶多、色绿者为佳。金钱草为报春花科植物过路黄的干燥全草，与广金钱草并非同一物种，亦有清利湿热，通淋消肿的功效。

粉葛蕉芋猪骨汤

药膳功效 健脾养阴，生津止渴，清热泻火。

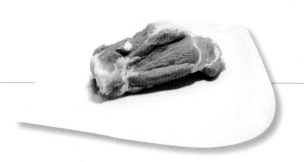

材料

猪扇骨500 g，鸡爪250 g，粉葛200 g，蕉芋200 g，陈皮、生姜适量，盐少许。

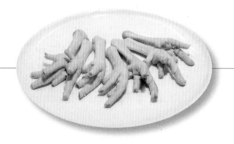
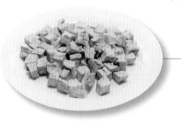

做法

- 第一步：粉葛和蕉芋去皮洗净，切块。猪骨斩块洗净，和鸡爪一起放入沸水中焯10分钟，捞起沥干水分待用。
- 第二步：把猪骨、粉葛、蕉芋、姜片、陈皮等一起放入瓦煲内，注入适量清水以大火煮沸后，改小火煲1小时左右，加少许盐调味即可。适宜4～5人食用。

适用人群 脾胃阴虚、口干口渴、夏季多汗等属于热盛阴伤的人群。胃寒湿重者不宜饮用。

适用时节 盛暑时节。

小贴士 蕉芋以质地坚硬，粉性足者为佳。蕉芋圆锥形，周围有几枚叶鞘，呈紫色；竹芋则通体淡黄色。

茶油煲老鸭汤

药膳功效

清热化湿，润肠解毒。

材　料

老鸭1只，茶油150～200 g，酱油适量，盐少许。

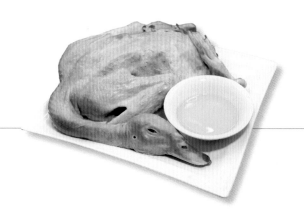

做　法

- 第一步：将老鸭斩成小块，加茶油用锅翻炒几下，沥去血水。
- 第二步：将炒好的鸭块置于砂煲中，加水适量，小火慢炖2小时即可。此为3～4人用量。

适用人群 一般人群皆适宜，阴虚火旺者尤佳。

适用时节 四季皆宜，夏季尤佳。

小贴士 品质好的茶油油体透亮，呈黄色或金黄色；用掌心焐热有浓郁的茶油香味；尝之口感爽滑，喉咙的后部有明显的茶油清香。

茶油为山茶科植物油茶或小叶油茶的成熟种子用压榨法得到的脂肪油；功效为清热化湿，杀虫解毒；主治痧气腹痛，急性蛔虫阻塞性肠梗阻，疥癣，烧伤；食疗胜于橄榄油。

五指毛桃猪骨（猪脚）汤

药膳功效

清热祛湿，健脾补肺。清热泻火。

材　料

猪脊骨（猪脚）500 g，五指毛桃100 g，土茯苓20 g，盐适量。

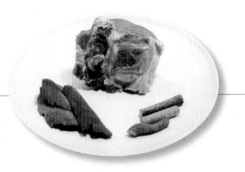

做　法

- 第一步：五指毛桃、土茯苓洗净，浸泡15分钟；猪脊骨（猪脚）斩块，洗净，焯水捞起。
- 第二步：煮沸清水，放入所有材料，大火煮20分钟，转小火煲1小时，下盐调味即可食用。适宜3~4人食用。

适用人群 慢性支气管炎、慢性胃炎等属气虚人群皆宜。

适用时节 四季皆宜。

小贴士 选购五指毛桃时要注意甄别伪品，以棕黄色、皮厚、根须细者为佳（根须粗黑的有效成分较少），有一股淡淡的椰香味（应没有硫黄味）。五指毛桃是粗叶榕的根，粗叶榕的叶子本就是3~5裂，故可认为"三指毛桃"和"五指毛桃"是同源品种。

牛大力猪骨汤

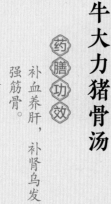

药膳功效 补血养肝，补肾乌发，强筋骨。

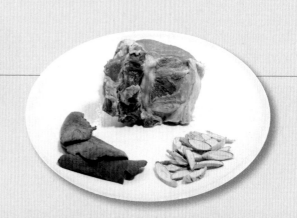

材　料

猪骨500 g，牛大力（干品）30 g，
土茯苓（干品）30 g，盐适量。

做　法

- 第一步：猪骨斩块洗净焯水。
- 第二步：猪骨与牛大力片、土茯苓片一起放入瓦煲中，加水煮沸，小火慢炖1小时，加盐调味即可。适宜2～3人食用。

适用人群 腰酸腿痛、风湿病等属肝肾亏虚人群。

适用时节 秋冬季节。

小贴士 选购牛大力时要注意区分甜牛大力和苦牛大力。甜牛大力为美丽崖豆藤的根茎，性温和，市场使用广，其根为长结节块状，外皮土黄色，有环状横纹；切面紧挨皮侧有一圈不甚明显的浅棕色环纹；有粉性，味微甜，煲汤多使用甜牛大力。苦牛大力根圆柱形，不呈结节状，表面褐色，横切面可见放射状纹理，味苦。

生蚝丝瓜胡椒汤

药膳功效 养颜醒胃，潜阳补阴。

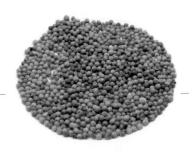

材　料

生蚝8~10个，丝瓜300 g，胡椒、生姜、盐等调味料适量。

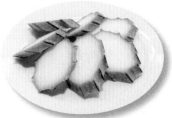

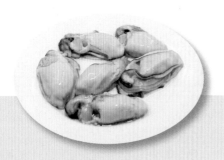

做　法

- 第一步：生蚝漂洗净，丝瓜去角皮、洗净、切块，胡椒打碎。

- 第二步：在锅中加入清水、姜、胡椒，大火煮沸，下丝瓜稍滚，改为小火保持微沸的水，下生蚝滚至刚熟，调入适量的食盐、油便可。此量可供3~4人食用。

适用人群 脾胃虚寒的人群。

适用时节 冬至到清明为佳。

小贴士 生蚝即牡蛎，分为近江牡蛎、长牡蛎和大连湾牡蛎，广东主产前两者。三者形状迥异，较易区分；三者效用相似。生蚝富含蛋白锌（每100 g牡蛎肉含锌71.2 mg），是很好的补锌食物。

铁皮石斛麦冬煲猪心

药膳功效

清热养心，安神除烦，补虚健脑。

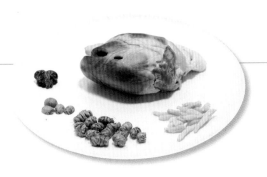

材　料

铁皮石斛、麦冬各20 g，生地黄10 g，莲子15 g，猪心1个（剖片），猪瘦肉250 g，生姜、盐等调味料适量。

做　法

- 第一步：铁皮石斛、麦冬、生地黄、莲子洗净，稍加浸泡。
- 第二步：全部食材置于瓦煲内，加水适量，大火煮沸后，改小火煲约1小时，加盐调味即成。此量可供3~4人食用。

适用人群 发热烦渴、口燥咽干、汗出心悸、食少呕逆、胃痛嘈杂、视力减退、腰酸腿软、舌红少津等属阴虚者。

适用时节 夏季为宜。

小贴士 品质较好的铁皮石斛，外皮粗糙具光泽，有明显的铁锈斑，嚼之较有黏性，渣滓少，能咽，味道甘甜。铁皮石斛边加热边扭成螺旋形或弹簧状，烘干，习称"铁皮枫斗"或"耳环石斛"；切成段，烘干，则习称"铁皮石斛"。

肉桂益智猪脬汤

药膳功效 补阳散寒，缩尿。

材　料

肉桂粉3 g，益智仁10 g，猪脬1个，盐适量。

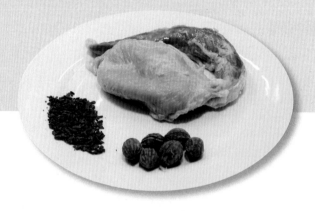

做　法

- 第一步：将猪脬处理干净，益智仁捣细末。
- 第二步：将所有材料放入砂锅内炖至猪脬熟烂，即可食脬饮汤。适宜2~3人食用。

适用人群 遗尿等属肾阳虚的人群。

适用时节 冬季。

小贴士 猪脬，也称猪小肚、猪膀胱，有异味，在清洗时利用食盐和食醋可去除其异味。猪脬中脂肪和胆固醇的含量相对较高，患有高血压及动脉粥样硬化等心脑血管疾病的人群要控制食用量。

田七炖鸡汤

药膳功效

益气补血，活血化瘀。

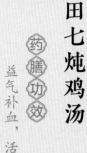

材　料

老母鸡半只，干田七（学名：三七）5g，
酱油、盐适量。

做　法

- 第一步：鸡肉洗净切块，焯水后捞起备用，再将干田七用刀切碎或磨成粉。
- 第二步：放入砂锅，加入适量水，中小火炖至鸡肉熟透，调味即成。此量可供2～3人食用。

适用人群　跌打损伤、胸痛、骨节疼痛等属气血瘀阻的人群。

适用时节　冬季，大寒节气佳。

小贴士　田七以体重，质坚，表面光滑，断面色灰绿或绿者为佳。
田七即三七，是化瘀止血止痛的良药，广泛用于治疗人体各种出血证，亦为治疗跌仆伤痛的要药，是云南白药主要成分之一。另外，菊叶三七兼能解毒疗疮，景天三七又可养血安神。

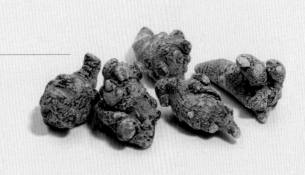

芝麻桑椹煲猪瘦肉

药膳功效

养肝补肾，滋阴养血，乌发生发。

材　料

黑芝麻30 g，桑椹（干品）30 g，猪瘦肉500 g，生姜、盐等调味料适量。

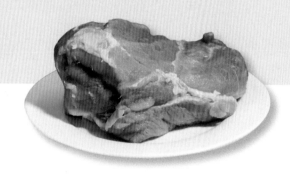

做　法

- 第一步：黑芝麻、桑椹洗净、稍浸泡，猪瘦肉洗净切块。

- 第二步：与生姜一起放进瓦煲内，加入清水适量，大火煮沸后改为小火煲约1小时，调入适量食盐便可。此量可供3～4人食用。

适用人群 一般人群适用，早生华发等肝肾亏虚者尤佳。

适用时节 冬季。

小贴士 桑椹以颗粒饱满、厚实、干爽者为佳；红色的桑椹尚未完全成熟，较酸；紫色的桑椹已成熟，较甜。熬桑椹膏时忌用铁器；食用过量桑椹后容易发生出血性肠炎，因此，小孩不宜多吃，脾胃虚寒、大便稀溏者不宜食用。

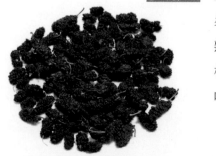

杜仲巴戟猪腰汤

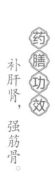

药膳功效

补肝肾，强筋骨。

材　料

猪腰1个，猪瘦肉250 g，杜仲10 g，巴戟天10 g，枸杞、蜜枣、料酒、盐适量。

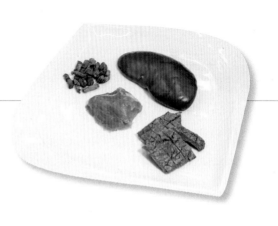

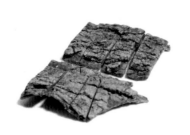

做　法

- 第一步：猪瘦肉和猪腰焯水，加料酒少许去腥；杜仲和巴戟天洗净切段；蜜枣和枸杞洗净。

- 第二步：水烧开后，加入杜仲、巴戟天、蜜枣和枸杞煮10分钟；再把猪瘦肉和猪腰放入，煲1小时；放少许盐调味即可。适宜2~3人食用。

适用人群　症见腰膝疼痛、腿脚软弱无力、小便余沥的体质虚弱、肾气不固者。

适用时节　秋、冬季节。

小贴士　杜仲以皮厚而大，粗皮刮净，内表面色暗紫，断面银白色，橡胶丝多者为佳。

砂仁猪肚汤

药膳功效

行气醒胃，祛瘀止痛。

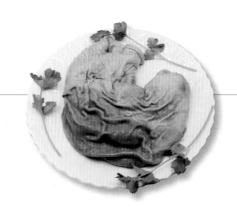

材料

砂仁5g，田七5g，猪肚200g，盐、生抽等调味料适量。

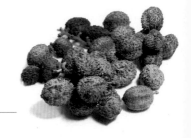

做法

- 第一步：将猪肚用沸水洗净，刮去内膜，去除气味。
- 第二步：猪肚与田七一起放入锅中，加水适量，烧沸后改文火煮约1小时；下砂仁煮沸，文火再煮15～20分钟；调味后饮汤吃肉。适宜1～2人食用。

适用人群 脾胃虚寒、呕吐泄泻等症状的人群。

适用时节 冬季，寒冷时节更适。

小贴士 砂仁以个头较大，果身坚实、饱满，香气较浓，搓之果皮不易脱落者较好。正品砂仁有一股浓烈的芳香气味，伪品气微香。

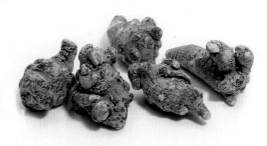

牡蛎猪肚汤

药膳功效

健脾补虚，敛阴涩精。

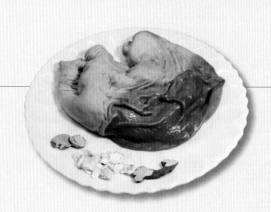

材　料

煅牡蛎30 g，白术12 g，苦参3 g，猪肚1个，盐适量。

做　法

- 第一步：煅牡蛎、白术、苦参洗净装入纱布袋，扎口；猪肚洗净切块。
- 第二步：将猪肚与装有药材的纱布袋加水同煮，猪肚煮熟后去药材，用盐调味，饮汤食肉。适宜2～3人食用。

适用人群 脾胃虚弱、食欲不振、泄泻、下痢、中气不足、气虚下陷、男子遗精、女子带下者。

适用时节 冬季。

小贴士 新鲜猪肚黄白色，手摸劲挺黏液多，肚内无块和硬粒，弹性较足。

煅牡蛎含有多种矿物质，肾炎、肾功能不全者不宜大量、长期服用，以免加重病情。普通人多服久服，易引起便秘和消化不良。

苦参不宜与藜芦同用。

佛手猪肚汤

药膳功效

疏肝理气，和胃止痛。

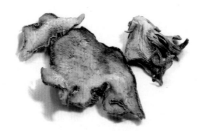

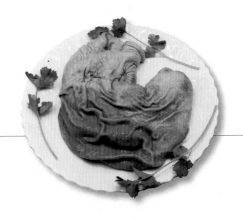

材料

猪肚1个，干佛手3g，生姜适量切片。

做法

- 第一步：将猪肚去肥油，漂洗干净，焯水去腥味。
- 第二步：佛手、姜片、猪肚一起放入锅内，加适量清水，大火煮沸后，用小火煮1～2小时，调味即成。此量可供2～3人食用。

适用人群 症见脘腹胀痛、胸脘痞满、嗳气呕吐、食欲不振等肝郁气滞、脾胃虚弱人群。

适用时节 冬、春季节。

小贴士 佛手或似张开手指的手掌，为"指果"；或似握拳的手，为"拳果"。佛手瓜大致为梨形，果肉为乳白色。佛手瓜主要用来食用，而佛手则是药食两用。二者名称相似，选购时要注意。

益母草煲鸡蛋

药膳功效 活血调经，祛瘀止痛。

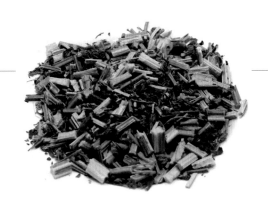

材　料

益母草30 g，鸡蛋2个，如喜甜食可加红糖适量。

做　法

• 益母草洗净与鸡蛋同煮，待蛋熟去壳，复煮片刻。如不喜其甘、苦的中药气味，可加入适量的红糖，煎煮片刻即可。此量可供1~2人食用，吃蛋饮汤，宜每周2~3次。

适用人群 月经不调、痛经的女性。

适用时节 夏季尤佳。

小 贴 士 益母草以色绿、茎细、质嫩，无杂草者为佳。若超剂量食用益母草或孕妇误用，会出现一些中毒反应，主要表现为突感全身乏力、疼痛酸麻，下肢呈瘫痪状态。孕妇中毒可引起流产，故孕妇慎用。

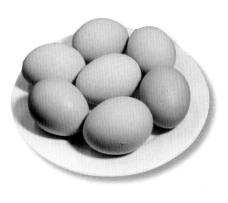

鸡血藤乌鸡汤

药膳功效

活血化瘀，补气补血。

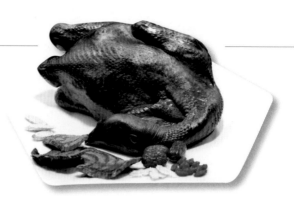

材 料

乌骨鸡1只，鸡血藤15 g，枸杞子12 g，当归5 g，

黄芪10 g，红枣3个，生姜、盐适量。

做 法

- 第一步：鸡血藤洗净，斩碎；生姜、红枣、枸杞子分别
  洗净，红枣去核；乌骨鸡洗净斩块，放入开水中煮5分
  钟，取出过冷水。
- 第二步：把材料放入锅内，加适量水，大火煮沸，改小
  火煲1小时，加盐调味即可。适宜2～3人食用。

适用人群 月经不调或痛经、痹证、气滞血瘀的人群。

适用时节 四季皆宜。

小贴士 鸡血藤以树脂状分泌物多者为佳。鸡血藤和大
血藤外形较为相似，要注意甄别。鸡血藤横切
面呈现同心圆纹理，而大血藤横切面呈现放射
状纹理。

蛤蒌叶煲大头鱼

药膳功效

祛风散寒，行气止痛，补虚消肿。

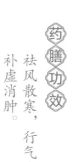

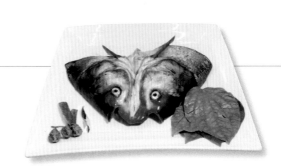

材 料

大头鱼鱼头500g，砂仁3g（后下），新鲜蛤蒌叶（学名：假蒌）10g，陈皮3g，生姜4片，油、盐、葱花适量。

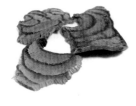

做 法

- 第一步：鱼头洗净切块，热锅稍煎炒；将生姜、陈皮、蛤蒌叶洗净。
- 第二步：鱼头、生姜、陈皮、蛤蒌叶下锅，加适量清水，武火煮沸后，加入砂仁，文火炖煮半小时至鱼汤变浓稠，加入油、盐、葱花调味即可。适宜3~4人食用。

适用人群 体质虚弱、营养不良、产后气虚脚肿、脾胃虚寒疼痛者皆宜。孕妇禁用。

适用时节 四季皆宜。

小贴士 大头鱼，学名鳙鱼，属高蛋白、低脂肪、低胆固醇鱼类；以肉质新鲜，体形侧扁，头部宽大，口部宽大、微上翘，眼球微凸发亮且黑白分明者为佳。

薄荷鸡汤

药膳功效 疏风散热，滋阴润肺，益气补虚。

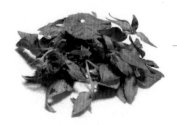

材　料

母鸡半只，薄荷（鲜品）25 g，
盐、花生油等调味料适量。

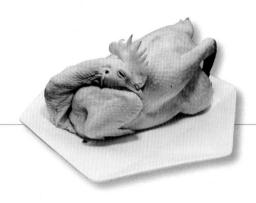

做　法

- 第一步：鸡洗净斩块。
- 第二步：热锅下少许油加鸡块翻炒至变色；加水适量煮沸，转小火煮至鸡肉软烂，加入薄荷转大火烧开，再加食盐调味即可。适宜2～3人食用。

适用人群　一般人群。

适用时节　夏季。

小贴士　薄荷以叶多、色绿、气味浓香者为佳；腐败变质，有异味者不宜选购。薄荷的饮食禁忌：不宜进食性温热的食物；忌鳖肉；本品芳香辛散，发汗耗气，故体虚多汗者不宜食用；孕期及哺乳期妇女慎用；煎煮时宜后下。

第三节

粥类

化橘红花粳米粥

药膳功效

下气定喘，健脾消食。

材　　料

化橘红花鲜品10 g（或干品6朵），
粳米100 g，食盐适量。

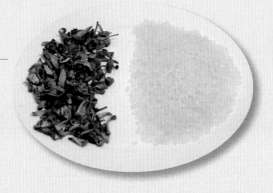

做　　法

· 化橘红花加水研磨过滤，取汁100 mL，加入粳米，再加
清水适量，煮成稀粥，加盐等调味即可。

适用人群 可作为哮喘的辅助治疗，痰多气急、食欲不振、
腹胀者更佳。

适用时节 季节交替期间，春末、秋初之时。

小 贴 士 化橘红花即植物化州柚开出来的花，花期3—4
月，味道清香浓郁，干花亦可用来煮粥或泡茶。

桂圆山药粥

药膳功效

益智健脑，补肾生精，养血安神。

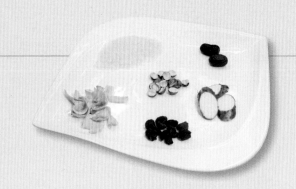

材料

鲜广山药100 g，桂圆肉15 g，莲子10 g，百合10 g，红枣3个，粳米、白糖适量。

做法

- 广山药去皮切片，红枣去核，与桂圆肉、莲子、百合、粳米一同放进锅内，加水适量，煮成粥，加适量白糖调味即成。

适用人群 精血不足者。

适用时节 冬季。

小贴士 广山药以条粗、质坚实、粉性足、色洁白者为佳。广山药与怀山药同科同属不同种，质量和价格差异均较大。市场上的山药品种以怀山药为道地药材，河南焦作境内所产最佳，而广山药则为具有广东、广西地域特色的药材。

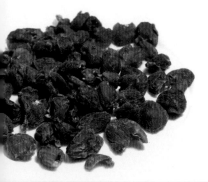

紫苏粥

药膳功效

健胃解暑，散寒止咳，行气宽中。

材料

粳米100 g，紫苏叶（干品）约10 g，红糖适量。

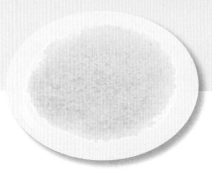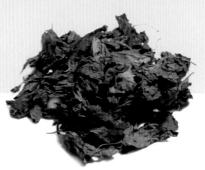

做法

- 先把粳米煮成稀粥，粥成放入紫苏叶，稍煮加入红糖调味即可。此量可供1~2人食用。

适用人群 风寒感冒、咳嗽呕恶、胸闷不舒者。

适用时节 雨水。

小贴士 紫苏叶以叶完整、色紫、香气浓者为佳。紫苏叶内含有的紫苏油有升血糖作用，糖尿病患者不宜大量食用。另，《本草纲目》中记载，"李廷飞曰：（紫苏）不可同鲤鱼食，生毒疮"。

沙虫生蚝粥

药膳功效

滋补强身，美容养颜。

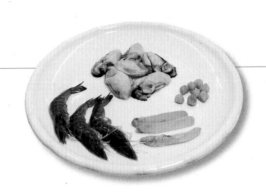

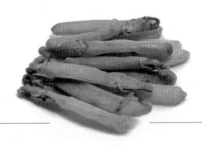

材料

大米适量，生蚝、沙虫干适量，瑶柱适量，鲜虾、香葱、生姜、香油、盐适量。

做法

- 第一步：将冷水泡软的沙虫由头到尾剪开，清洗干净后切段；将泡软的瑶柱拍扁。

- 第二步：油爆姜丝后放入沙虫和瑶柱爆炒片刻，加水煮成奶白色后倒入开水煲1小时。

- 第三步：加入大米煮至七八成熟时，再加入生蚝、鲜虾煮沸，加少许盐、葱花、姜末、香油调味即可。

适用人群 一般人群均适宜，小儿夜尿频繁者尤佳。

适用时节 四季皆宜。

小贴士 沙虫又叫"海人参"，虽然没有海参、鱼翅、鲍鱼名贵，但味道鲜美脆嫩，为海参、鱼翅所不及。顶级品质的沙虫干一般8～11 cm长，虫体呈淡淡的米黄色（非暗黄或暗黑），虫体纹路清晰，肉厚实，泡开后仅有少量沙子。

杏仁化橘红猪肺粥

药膳功效

宣肺降气，化痰止咳。

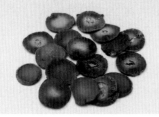

材 料

北杏仁5 g，化橘红3 g，猪肺90 g，粳米100~200 g，猪瘦肉50~100 g，生姜、盐、花生油等调味料适量。

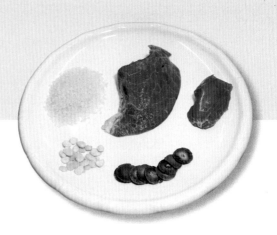

做 法

• 化橘红、杏仁洗干净用清水浸泡；猪肺用盐搓洗3遍，用清水反复冲洗3~5遍。加入上三物及猪瘦肉、生姜、粳米及适量清水，慢火炖煮50分钟，加盐、花生油调味即可。此量可供2~3人食用。

适用人群 症见咳嗽、痰多、呼吸不顺，甚则气喘、喉中哮鸣、胸脘满闷等属痰饮内盛的哮喘者。

适用时节 秋季。

小贴士 猪肺应选购表面色泽粉红、光泽均匀、无水肿结块、富有弹性的新鲜肺。猪肺味甘，性平，入肺经，有补虚、止咳、止血之功效，适用于肺虚咳嗽、久咳、咯血的人群。

马齿苋粥

药膳功效

清热解毒，消痈利尿。

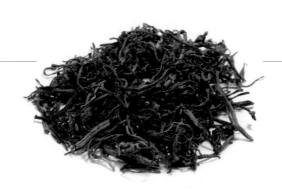

材　料

马齿苋干品15 g（鲜品60 g），粳米（或大米）100 g，白糖适量。

做　法

- 马齿苋洗净，切碎，与粳米（或大米）同煮粥，或将马齿苋捣碎取汁，与粳米（或大米）同煮粥，早晚餐温热食。此量可供1～2人食用。

适用人群　肠炎、痢疾、泌尿系统感染者。

适用时节　春、夏季节。

小贴士　马齿苋以株小、质嫩、整齐少碎、叶多、青绿色、无杂质者为佳；脾胃虚寒者慎用；不宜与甲鱼同食，否则会导致消化不良、食物中毒等；孕妇忌用。

益智仁粥

药膳功效

温脾补肾，固精缩尿，摄唾止泻。

材　　料

益智仁5 g，糯米（或粳米）100～150 g，食盐少许。

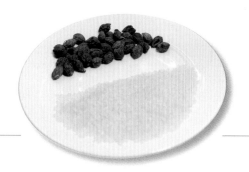

做　　法

• 益智仁研细末，糯米（或粳米）加水煮成稀粥，调入益智仁末，加食盐少许，稍煮片刻，待粥稠停火；早晚温热食。此量可供1～2人食用。

适用人群 脾肾阳虚、腹中冷痛、尿频、遗尿等幼儿及老年人。

适用时节 冬季。

小 贴 士 益智仁以颗粒大、均匀、饱满、色红棕、无杂质者为佳，商品以晒干品为优。益智仁饮食禁忌：忌同食葱、姜、蒜等刺激性食物。属温热、阴虚血热或因热而患腹泻者忌服。

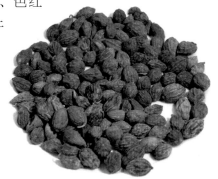

糕点类

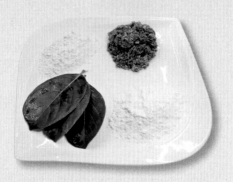

田艾籺

药膳功效

祛湿，暖胃，清肠。

材料

新鲜田艾（学名：鼠曲草）、馅料、糯米粉、黏米粉、新鲜的木菠萝叶、红糖、葱、花生油、香料等。

做法

• 第一步：将馅料、葱切碎与香料炒香；田艾煮软，捞起压干，与红糖浆翻炒至田艾吸收完糖浆后倒适量花生油炒匀；糯米粉、黏米粉与熟田艾搓合成面团。

• 第二步：将面团、馅料包好后用饼印制成籺，摆上木菠萝叶，放至蒸笼，蒸10～20分钟，以不粘手指为熟。

适用人群 一般人群均适宜。

适用时节 春季。

小贴士 注意区分田艾和大艾，大艾具有特殊刺激气味，开黄花，不可食用；田艾花朵白中间绿，全身呈灰绿色，长满茸毛，茂名人习惯将鼠曲草称为田艾。

益智粽

药膳功效 补中益气，温脾养胃。

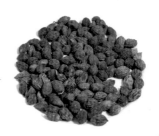

材　料

糯米1 kg，益智仁100 g，花生米100～200 g，新鲜益智叶、新鲜蛤蒌叶、半肥瘦猪肉、油、盐均适量。

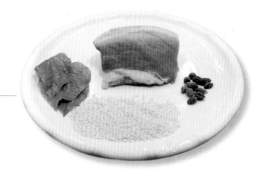

做　法

- 第一步：将新鲜益智叶洗净煮软，沥水备用；糯米淘洗、沥水，油盐炒香；益智仁、花生米干炒、碾碎；猪肉切条腌制后用蛤蒌叶包裹，均做馅料备用。

- 第二步：取3张粽叶毛面相对，先放入1/3糯米，加入馅料适量，再放2/3糯米包成三角形粽子，用绳子扎紧；将粽子放入锅内，加水煮4～5小时即可食用。

适用人群 脾肾阳虚、腹中冷痛、尿频、遗尿等幼儿及老年人。

适用时节 夏季。

小贴士 益智叶及蛤蒌叶均以嫩绿，完整无缺陷，新鲜采摘者为佳。

凉粉草

药膳功效

清热解毒，凉血清暑，消肿利尿。

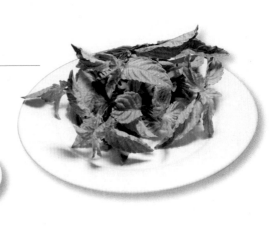

材　料

鲜凉粉草250 g，食用碱3 g，水2.5 L，黏米粉50 g，生粉20 g，蜜糖适量。

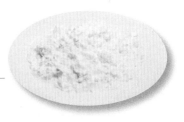

做　法

- 第一步：将黏米粉、生粉用100 mL的水调好备用；锅里放2 L水和食用碱，煮沸后放入洗净的鲜凉粉草；煮5分钟后捞出，把煮草水过滤备用。

- 第二步：将煮后的凉粉草切段，与400 mL水一起榨汁过滤弃渣，汁水混入煮草水中；加入上述黏米水，边搅拌边煮至沸腾，倒在容器里晾凉；放冰箱冷藏30分钟，加蜜糖调味。

适用人群 中暑、糖尿病、黄疸、泄泻、痢疾、高血压、肌肉疼痛、关节疼痛、急性肾炎、风火牙痛、烧烫伤、丹毒、梅毒及漆过敏等病症人群。

适用时节 夏季。

小贴士 鲜凉粉草以叶多、黑褐色、水湿后有黏感者为佳。

酒类

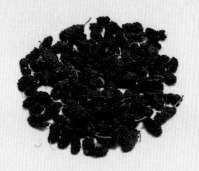

桑椹酒

药膳功效

补益肝肾，养血明目，利水消肿。

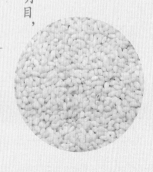

材　料

桑椹1 kg，酒曲200 g，糯米5 kg。

做　法

• 桑椹捣汁，煎过，同酒曲、糯米如常法酿酒；徐徐饮，不拘时饮。

适用人群　阴血不足、肝肾亏损所致的眩晕、失眠、耳鸣目暗、须发早白、便秘消渴等症人群及保健防老的中老年人。

适用时节　四季皆宜。

小 贴 士　酒曲宜选购个体完整、蓬松、没有虫蛀、没有发霉的。脾胃虚寒者忌用。酒曲本质上是曲霉及其所分泌的酶，具有生物催化作用。但曲霉家族中也有含毒品种，例如长期放在阴暗处（包括冰箱里）的食物长出的"黄毛"是含剧毒的黄曲霉。

稔子酒

药膳功效

养血活血，祛风活络。

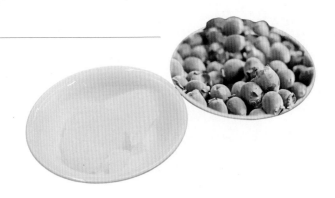

材　料

鲜稔子1 kg，白酒3~4 kg，冰糖适量。

做　法

- 蒸煮稔子至熟，放在簸箕晒至稔子稍干时，再蒸，再继续晒干，反复3次，即稔子要"三蒸三晒"；把晒干的稔子放到酒缸或玻璃罐中，再放适量冰糖，倒入白酒，密封，3个月后即可饮用。

适用人群　一般人群均适宜，对贫血、病后虚弱者有良效。

适用时节　四季皆宜。

小贴士　稔子又名桃金娘，以个大、干燥者为佳。稔子亦可以直接食用，但是注意不要吃稔子的芯（白色条状）；食用前喝点盐水，可预防吃到未成熟果实造成的便秘问题，即"吃熟不吃生，吃皮肉不吃芯"。

第六节

糖水、养生茶类

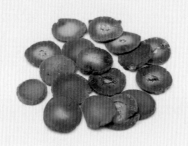

化橘红炖雪梨

药膳功效

肺脾同调，止咳祛痰，健脾化痰。

材　料

化橘红胎片2片，雪梨1个，冰糖适量。

做　法

- 化橘红胎片洗净，雪梨去核只留小部分梨肉。放入化橘红胎片和冰糖，合上梨盖，隔水蒸，用高压锅大火上气3分钟后关小火蒸20分钟（如果是用蒸锅，把梨肉蒸至熟软即可）。

适用人群　季节交替易患寒性感冒咳嗽的人群及日常养肺润肺调理人群。

适用时节　秋、冬季节。

小贴士　雪梨宜选购果皮薄、果形正、梨底部脐深而周围较圆、手感硬实、不发软的，不宜选购有病虫害和有瘢痕或外伤、畸形的。

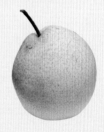

橘普茶

药膳功效

化痰止咳，清肺养胃。

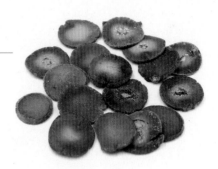

材 料

化橘红胎片适量，熟普洱茶适量。

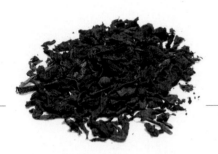

做 法

• 将化橘红胎片与熟普洱茶一起放入壶中冲泡，饮用。

适用人群 长期抽烟者，长期使用电脑者，注重保健的老年人，心脑血管疾病、高血压患者，肥胖者品饮效果更佳。

适用时节 四季皆宜，秋冬更佳。

小贴士 化橘红果以颜色金黄发绿，表面密被茸毛，闻之有陈皮清香味者为佳。

孕妇、哺乳期妇女、儿童、胃溃疡、胃酸过多、痛风、失眠、便秘者均不宜饮用橘普茶。

化橘红葛花茶

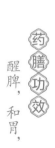

药膳功效

醒脾，和胃，醒酒。

材 料

化橘红胎片5 g，葛花10 g。

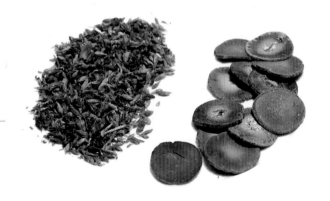

做 法

• 将化橘红胎片和葛花混合，加水煮开大约15分钟，分几次饮下。

适用人群 醉酒人群。

适用时节 四季皆宜。

小 贴 士 葛花以朵大、淡紫色、未开放者为佳。

陈皮、化橘红不相同，陈皮治疗脾虚痰湿证，化橘红则对肺寒痰湿证有奇效，对症下药才能药到病除。可解酒，不宜日常饮用，如需日常饮用则化橘红胎片用量不宜超3 g。温热、阴虚血热或因热而患腹泻者忌服。

化橘红乌梅饮

药膳功效

温肺化痰，敛肺止咳。

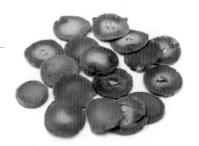

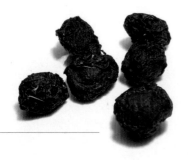

材　料

化橘红胎片3 g，乌梅20 g，冰糖适量。

做　法

• 将化橘红胎片和乌梅混合，加水煮开大约15分钟，加冰糖调味即可。

适用人群　久咳不愈、咽痒即咳、有痰色白的肺寒咳嗽人群。

适用时节　秋季。

小　贴　士　乌梅以个大、肉厚、柔润、味极酸者为佳。

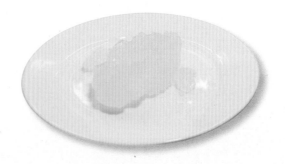

龙眼肉红枣补血茶

药膳功效

养心安神，健脾补血。

材　料

龙眼肉6粒，红枣6粒，莲子10粒、蜂蜜或红糖。

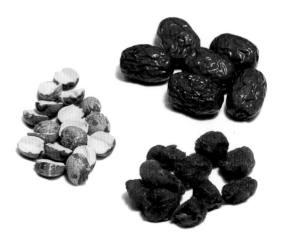

做　法

• 莲子洗干净，浸泡30分钟备用，龙眼、红枣洗干净，把所有食材放入养生壶，加水1 L，慢火煮30～50分钟，加蜂蜜或红糖调味即可。

适用人群　贫血、病后体弱者，产后妇女，心脾虚损之心悸、健忘者，气血不足导致的失眠、经行眩晕者。

适用时节　秋、冬季节。

小贴士　莲子以颗粒大、饱满、肉白、粉性足者为佳。目前市场上的莲子主要有通心白莲子、磨皮白莲子和红莲子3种，功效上无太大区别，但推荐用白莲子做药膳，因为去了红色外皮口感更佳，无涩味。

龙眼肉百合银耳羹

药膳功效

补脑，益智，润肺止咳。

材料

龙眼肉、银耳、百合、枸杞、冰糖各适量。

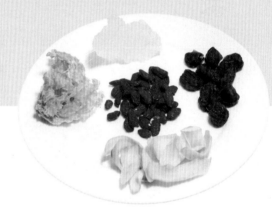

做法

• 将银耳用温水泡发2分钟，去蒂头、杂质，撕成瓣状；将龙眼肉、银耳等材料一同放进炖锅内，加水适量，武火烧沸，再用文火熬炖，加入冰糖调味即可。

适用人群 防治秋燥咳嗽人群。

适用时节 秋季。

小贴士 龙眼以颗粒较大，壳色黄褐，壳面光洁，薄而脆者为佳。

生百合、蜜百合、蒸百合：生百合性寒，以清心安神为主，主治热病后余热未清，虚烦惊悸，失眠多梦，精神恍惚；蜜百合长于润肺止咳，多用于肺虚久咳，肺痨咳嗽，痰中带血，肺阴亏损及虚火上炎等；蒸百合寒性略减，兼归胃经，善于养阴润肺，益肺和胃，可治肺燥咳嗽，失眠心烦，胃热恶心。

荔枝干红枣茶

药膳功效

益气养血。

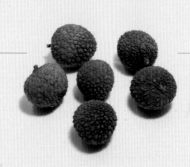

材料

荔枝干5枚，红枣15枚。

做法

- 将荔枝干去壳，红枣洗净，放入砂锅；加适量水，大火煮沸后，改用小火煨煮30分钟即成。

适用人群　贫血及体弱者。

适用时节　四季皆宜。

小贴士　荔枝干外壳带有黑色，说明荔枝干放置过久可能已经变质。阴虚火旺者慎食荔枝。普通人亦不宜多食，否则会产生头晕、心慌、脸色苍白、饥饿感、出冷汗、恶心、手足无力等症，严重者会抽搐、呼吸不规律，甚至突然昏迷。

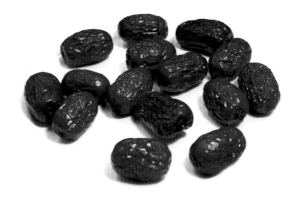

益智花茶

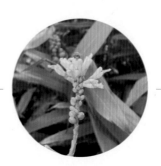

药 膳 功 效

健脾暖胃，养血安神。

材　　料

益智花、老冰糖适量。

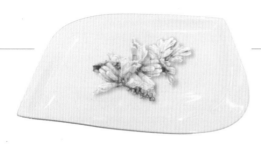

做　　法

- 第一步：于晴天采摘益智花束顶端已开放的新鲜干爽花瓣，放入竹篮在阴凉通风处摊晾进行预处理，再将益智花移到箩筐盖上氧化、萎凋、摊晾至两三成干。按照茶叶制作方法进行揉捻、发酵，在暴晒中进行充分干燥。
- 第二步：将制好的益智花茶放入杯中，用沸水冲泡10～15分钟即可饮用。根据口味，可选适量老冰糖冲入调味。

适用人群 脾寒泄泻、腹中冷痛等人群。

适用时节 四季皆宜。

小 贴 士 根据生产工艺、熬制时间、脱色工艺的不同，老冰糖一般会呈现白色（白冰糖）、淡黄色（黄冰糖）或淡灰色（黑冰糖）等。

桑叶茶

药膳功效

辛凉解表，疏风散热，清肝明目。

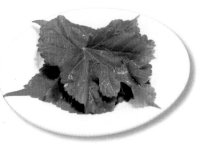

材 料

桑叶适量（宜选霜后桑树枝条中上部无污染、无病虫害的新叶）。

做 法

- 将桑叶按照采桑、洗晾、切叶、杀青、揉搓、解块、烘干、制香等制茶工序加工而成（或采用低温冻干技术制成），然后用70~80℃的温开水冲泡，温饮。

适用人群 适用于风热感冒或温病初起之咳嗽头痛，肝阳上亢之眩晕、目赤肿痛、视物昏花及糖尿病人群。

适用时节 夏季。

小贴士 桑叶以晚秋至初冬经霜后采收者（中医上称之为"霜桑叶"或"冬桑叶"）为佳；以叶大而肥、色黄橙者为佳。桑叶若蜜制则能增强润肺止咳的作用，故肺燥咳嗽多用蜜制桑叶。

广东清补凉

药膳功效 祛湿解毒。

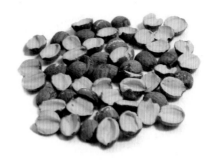

材 料

薏米适量，红枣8~10个，银耳少量，赤小豆适量，莲子少量，冰糖少量。

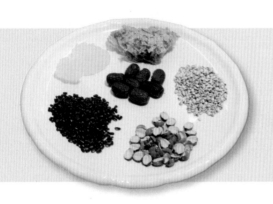

做 法

• 先把各种材料洗干净，赤小豆用热水、其他均用冷水泡半小时，并去掉莲子的心，后将材料放进高压锅煮熟，加入冰糖调味即可。

适用人群 一般人群均适宜。

适用时节 夏季。

小 贴 士 红枣以表皮紫红，粒大且均匀，饱满肉厚，皮薄核小，表皮无破损、皱纹少，味甜者为佳。红枣虽然营养价值高，但牙齿不好者不宜直接吃，可以泡水喝，还可以熬红糖大枣枸杞汤，营养价值也不错，而且不伤牙齿。

凉粉草粉葛饮

药膳功效

清凉解毒，除烦止渴。

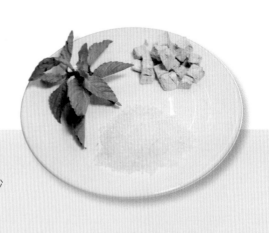

材　料

鲜凉粉草60 g，鲜粉葛90 g，白砂糖适量。

做　法

- 将凉粉草、粉葛洗净，同入砂锅内，加清水6碗煎至1碗半，去渣饮。亦可加白糖少许调味。

适用人群　暑热感冒发热，咽喉炎，胃火牙痛，颈背肌肉疼痛，有上呼吸道感染的慢性肝炎或病毒携带者。

适用时节　夏季。

小贴士　粉葛根以块大、质紧实、粉性足者为佳。柴葛根是豆科植物野葛的干燥根，切面纹理不明显，而粉葛根有同心圆纹理。粉葛根更加甘甜，粉性多。柴葛根多是药用，而粉葛根是药食两用。

姜糖苏叶饮

药膳功效

发汗解表，祛寒健胃，和中止呕。

材 料

生姜5g，紫苏叶3g，红糖适量。

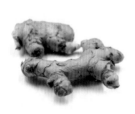  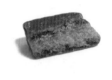

做 法

• 将生姜、紫苏叶洗净，切丝（或切片）放入瓷杯内，用开水冲泡5~10分钟，后加入适量红糖拌匀，趁热服用。

适用人群 风寒感冒者，有恶心、呕吐、胃痛、腹胀等症状的胃肠型感冒者。

适用时节 四季皆宜。

小贴士 红糖的颜色越深质量越差，优质红糖呈晶粒状或粉末状，干燥松散，无杂质，具有甘蔗汁的清香味。

市面上常见的益母红糖主要添加红枣、胡椒。益母草作为中草药，按国家规定是不允许添加进食品的，因而益母红糖并不含有益母草成分。

草决明海带汤

药膳功效

除肝热，清肝明目，利水化痰。

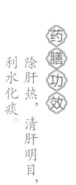
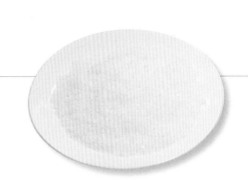

材　料

草决明（即决明子）15 g，海带60 g，白糖适量。

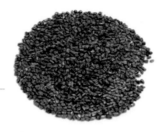

做　法

• 草决明、海带分别洗净，稍浸泡；一起放进瓦煲内，加入适量清水，大火煮沸后，改小火煲1小时，加白糖调味便可。此量可供2~3人食用。

适用人群　高血压、肝火头痛、结膜炎等人群。

适用时节　芒种。

小贴士　优质海带质厚实、形状宽长、身干燥、色浓黑褐或深绿、边缘无碎裂或黄化现象。甲状腺功能亢进者忌吃海带；因海带中的碘可经母体进入胎儿或婴儿体内，引起其甲状腺功能障碍，因此孕妇及哺乳期妇女不宜多吃海带。

三花茶

药膳功效

降火生津，清热解毒。

材　料
金银花10 g，菊花5 g，茉莉花3 g。

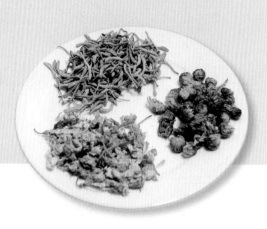

做　法
- 将上述3味干品放入杯中，用沸水冲泡，再加盖闷泡10～15分钟即可代茶饮用，一般冲泡3～5次。

适用人群 防治风热感冒、咽喉肿痛、痈疮等人群。脾胃虚寒者慎服。

适用时节 夏、秋季节。

小贴士 一等金银花应干燥，花蕾呈棒状，上粗下细，略弯曲，表面绿白色，花冠厚、稍硬，握之有顶手感；气清香，味甘微苦；开放花朵、破裂花蕾及黄条不超过5%；无黑条、黑头、枝叶、杂质、虫蛀、霉变等。

山银花为忍冬科植物灰毡毛忍冬、红腺忍冬或华南忍冬、黄褐毛忍冬的干燥花蕾或带初开的花，曾经为金银花的一种商品规格，质量较金银花次，价格也较低廉；《中国药典》（2010年版）将"山银花"单列，自此与金银花分为两种中药。

山楂决明子茶

药膳功效

降压调脂，消食通便。

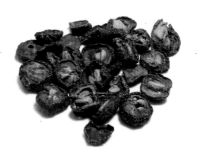

材　料
干山楂、决明子各15 g。

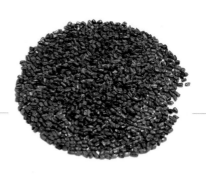

做　法

- 干山楂、决明子凉开水洗净除去杂质；放入保温瓶中，冲入刚烧好的开水，浸泡1～2小时后即可当茶饮用；饮完1瓶后再加开水浸泡饮服，可连续服用3次。（或取干山楂、决明子各10 g，研为粗末，沸水冲泡，代茶饮。）

适用人群 食积、便秘、高血压、高血脂及肥胖等人群。

适用时节 夏季。

小贴士 市场上常以同科植物刺田菁的干燥种子冒充决明子，选购时注意鉴别。决明子外观呈菱方形，状如马蹄，水浸后胀裂。

石决明为杂色鲍等鲍科鲍属动物的贝壳，主要功效是平肝潜阳，清肝明目，收敛止血，制酸止痛。石决明与决明子名称相似要注意区分。

佛手姜汤茶

药膳功效

疏肝理气，和中止呕，止痛。

材料

佛手片10 g，生姜6 g，白糖适量。

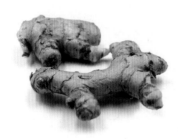 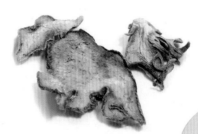

做法

- 将佛手片、生姜同煮，去渣，加入白糖令其溶化。不拘时饮，温服更佳。

适用人群 因肝胃不和而引起的胸脘满闷、疼痛胁胀、呕恶时作、善长叹息、纳食不香等症人群。

适用时节 春季。

小贴士 选购佛手时要选择果肉浅黄白色，质地硬脆的。

佛手鲜品和佛手片皆气味芳香，均具有疏肝解郁、理气和中、燥湿化痰的作用。但一般临床多用生品切片，少用鲜品。

钩藤茶

药膳功效

平肝息风，清热，和中。

材 料

罗布麻90~180 g，钩藤90~180 g，红枣适量。

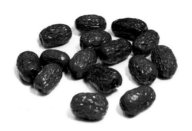
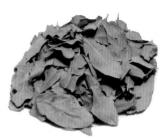

做 法

• 取罗布麻与钩藤研成粗末，每次各取10 g，加红枣3~5枚（去核），置保温瓶中，冲入开水，闷泡10分钟后，代茶饮用。

适用人群 患肝阳上亢型高血压的人群。

适用时节 夏季。

小 贴 士 钩藤极易辨认，茎呈圆柱形或类方柱形，茎上具略突起的环节，对生两个向下弯曲的钩或仅一侧有钩，选购时以质坚、色红褐或棕褐、有钩者为佳。钩藤甘、寒，有一定的清热降压作用，心动过缓、低血压患者不宜大量长期服用，以免加重病情。孕妇、先兆流产者及阳虚者慎用。

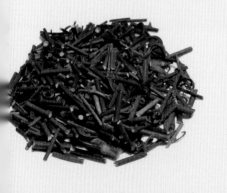

茂名药膳与养生保健

Maoming
Yaoshan yu
Yangsheng
Baojian

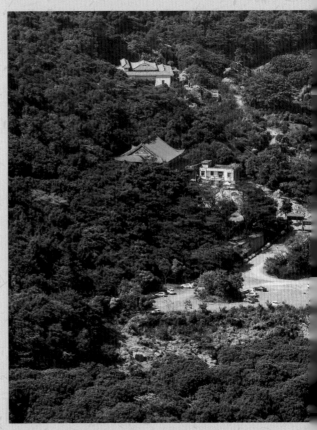

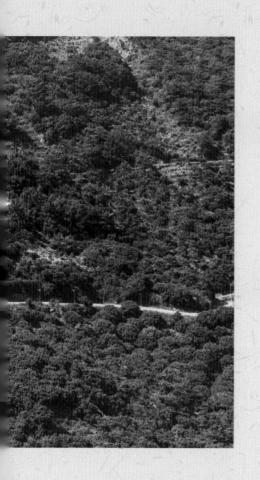

第二章

潘茂名养生保健法

第一节

潘茂名简介

潘茂名（？—310年），原名潘茂，高凉郡人（今高州市人）。晋朝时期，其在东山及东山以东一带采药，在东山和观山两处挖井置炉炼丹防治瘟疫，开辟药物种植园。其常在东山与观山的墟市为两岸群众看病，因其仁心仁术，被群众称为潘仙，并称这一带为仙虚。为纪念其事迹，设立茂名县。唐代移南宕州至观山北面，并以其姓改为潘州，并立潘水县。中国以中医药人姓为州，又以此人名为县，唯潘茂名一人。

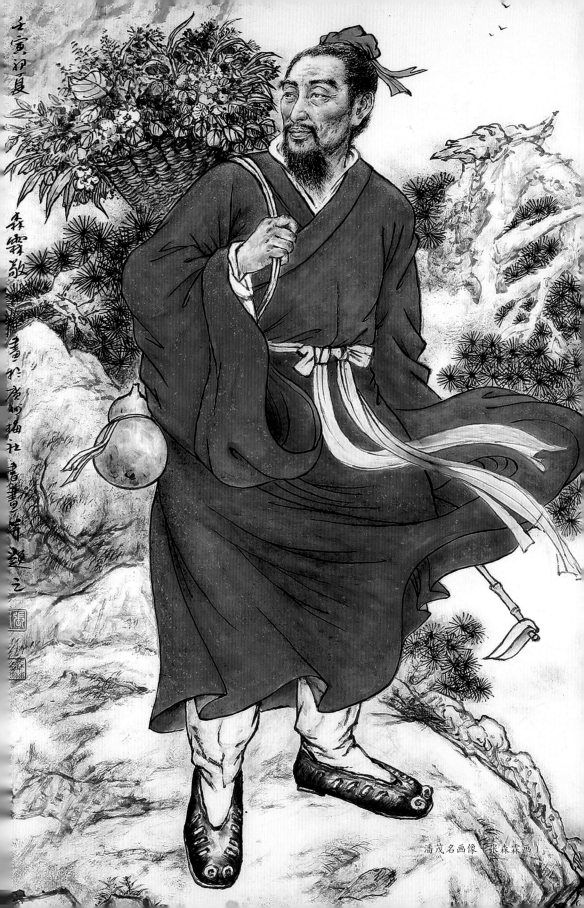

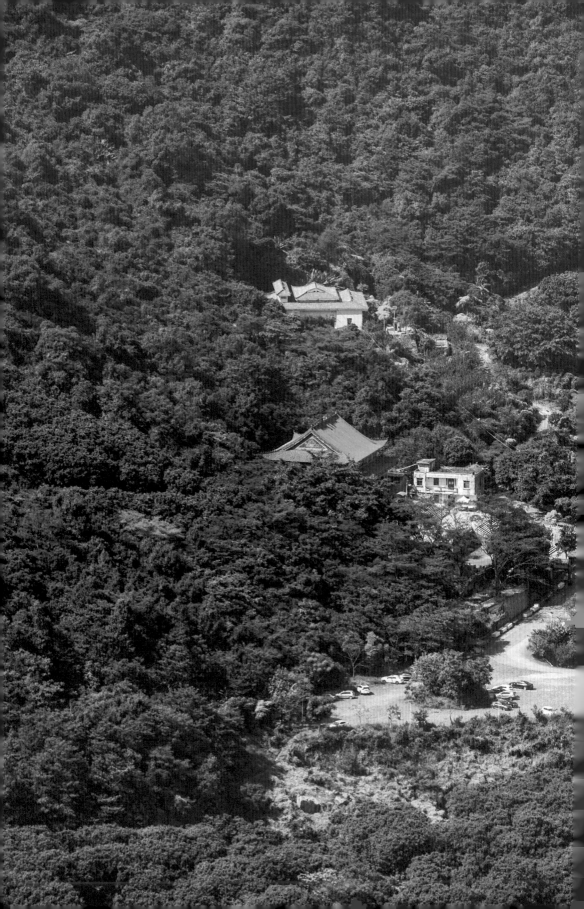

唐刘恂《岭表录异》记载，"潘州，昔有方士潘茂名于此升仙，遂以名郡"，北宋《太平寰宇记》记载："唐武德四年平岭表，于县置南宕州，后改为潘州，仍改县为茂名，以道士潘茂名姓名为县名也。"北宋《太平御览》、南宋《舆地纪胜》、明《高州府志》《广东通志》、清《茂名县志》《四库全书》、清《潘仙全书》等古籍亦记载了潘茂名相关事迹。目前，茂名还保存一大批与潘茂名相关的文物遗迹，如观山寺、思前井、玉泉井、潘仙祠、潘仙坡与石船、超世寺、潘仙观、浮山岭等。历史上颂扬潘茂名的诗词歌赋也多不胜数，如清·易顺鼎《仙易亭》中记载，"高州潘仙人，西晋有遗迹。自从六朝来，昭著有图籍。以姓名其州，以名名其邑。神仙多缥缈，独此可证实"；清·谭应祥《玉泉井》中记载："闻说烧丹异，峰头喷白烟。只因坡有灶，能使玉为泉。"现代对潘茂名的研究成果也是不断涌现。

浮山岭潘仙观（黄小平摄）

高凉地区名中医辈出，郭使君、周元视、梁体威、关信、梁玉瑜、梁英朝、陈东阳、林巽权、陈惠群、李位三、陈伯缘、李立万等人均推动了潘茂名中医药文化守正创新。其中，帅堂梁氏梁玉瑜是清代岭南名医，清朝乾隆年间在新疆担任镇迪道太守，亦仕亦医，他口授的《医学答问》入选中国《中医经典文库》；陈伯缘为高州市中医院的创始人；林巽权编著了《水肿十四方》，广东抗日名将李汉魂为其题词"巽权医师大国手，仓扁第二"。

潘茂名中医药文化，是茂名文化的重要组成部分；其"济世有奇诀，救人须用心"的精神一直福荫岭南人民。在其感召下，粤西大地人杰地灵、名医辈出。因其论析精辟、言辞朴实、养生显效，故历经1600多年流传至今。2021年"潘茂名中医药文化"进入茂名市第六批市级非物质文化遗产代表性项目名录，2022年"潘茂名中医药文化"传承人李鳌才、张帆和余恒旺均被批准成为茂名市第五批市级非物质文化遗产代表性项目代表性传承人。

潘茂名养生保健法是指以潘茂名为代表的茂名中医药人在行医治病过程中以中医药理论为指导，总结出来的中医养生方法。它遵循清静自正、顺应自然、阴阳平衡、因人而异的理念，包括起居养生、饮食养生和运动养生三方面的内容，起到增强体质、预防保健、延年益寿等作用。潘茂名养生保健法在岭南地区，特别是茂名广为流传，也成就了茂名好山好水好心长寿的自然生态与人文生态和谐发展、共生共享的局面。

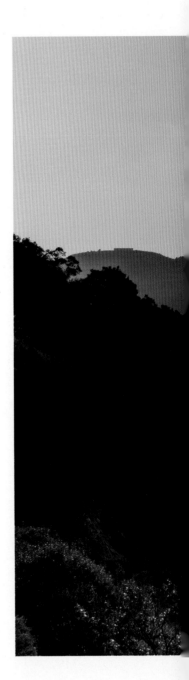

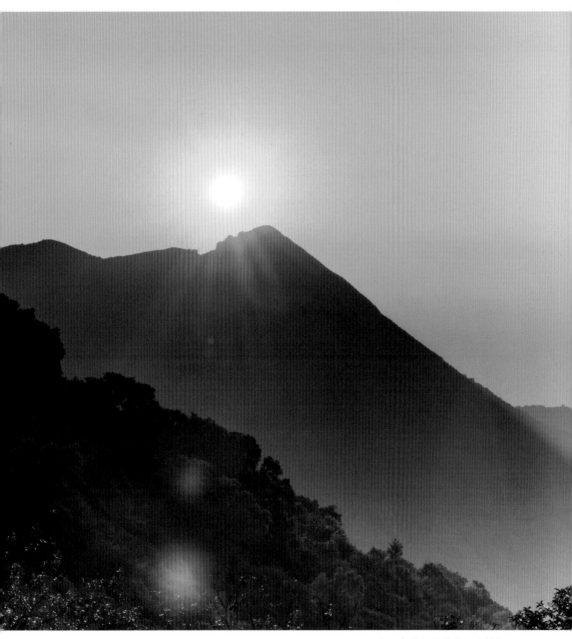

浮山岭卧仙图（黄小平摄）

潘茂名起居养生法

凡人守身，必先慎疾。春风有温，夏炎有暑，秋露有湿，冬天有燥。风寒燥火暑湿，时时有之。起居必谨，毋干其暴。

一、清静固密寿可长

宜清心静气：阳热之物易致阴病，故宜以静养阴，使之调和。

宜固密干洁：谨防风寒暑湿燥火之邪，不宜久坐通风之处。

卧室要讲究：卧应少光，环境安静，足暖头凉。

二、起卧有度精神好

春季宜早卧早起，顺寒热之性增衣减被，免受风寒之邪。

夏季宜晚卧早起，夜卧暖脐，勤换湿衣，不可贪凉，汗多渴饮稍佐咸味。长夏多湿重，不久停湿地，不嗜肥甘厚腻。

秋季应早卧早起，早晚添衣，饮食鲜净，量不可过，质不太丰，味不过厚。

冬季应早卧晚起，腰膝宜暖，可温阳补肾。

三、劳逸结合应四时

子午觉养阴阳，子时大睡，午时小憩。晚11时前就寝，睡前2小时不进食，睡前用热水洗脚，早晨觉醒5分钟后再起床。

要注意劳逸结合，久视伤血，久卧伤气，久坐伤肉，久立伤骨，久行伤筋，戒烟限酒，舒畅豁达。

潘茂名饮食养生法

《黄帝内经》中指出，人体需要以"五谷为养、五果为助、五畜为益、五菜为充，气味合而服之，以补益精气"。梁玉瑜曾言："饮食莫过度，宴客不飞觞。"潘茂名饮食养生法里讲究天人相应、调补阴阳和审因用膳。

一、均衡搭配细嚼咽

饮食要注意谷类、蔬菜、水果、禽肉等营养要素的均衡搭配，不要偏食偏嗜。饮食宜细嚼慢咽，勿暴饮暴食，用餐时应专心，并保持心情愉快。

二、春夏养阳肾气生

春时徐徐阳始生，饮食宜清淡，营养均衡加温阳，稍甜少酸以护肝。春季万物萌生，正是人们踏春、品蜜、饮茶（新垌绿茶）的好时节。"正穷节"前后，采田艾、饮艾茶、吃艾粄是茂名汉族民间的习俗，田艾可以暖胃、驱邪。茂名人还有在屋前屋后种植香葱、紫苏、薄荷、灯芯草、金银花、香芹等植物的习惯。解表散寒可食用葱白豆豉薄荷粥，清补养肝可用芹菜炒猪肝，灯芯草煎水代茶喝有清心火、利小便的作用。

夏季气温高雷雨多，热邪兼夹湿邪长。暑热邪盛易耗气，喜凉饮冷更伤阳。茂名盛产丝瓜、苦麦菜、水东芥菜、桑椹、山楂、龙眼、荔枝等丰富多样的农产品。芝麻桑椹煲瘦肉汤有养肝补肾、滋阴养血、乌发生发的食疗效果，鲜山楂炖鸭肾汤具有健脾润肺、开胃益气的功效，紫菜虾米汤具有软坚散结、补肾养颜、乌发明目的作用。

三、秋冬养阴精元固

秋高气爽热转寒，须防阴收燥气旺。健脾益气津自生，滋阴润燥人安康。茂名市资源丰富，秋天的乡间小道随处可见地胆头、马齿苋等野菜，生机勃勃，田地里则种植番薯、芋头、番茄、冬瓜、小白菜、花生等各种农作物，迂回漫长的海岸线则盛产丰富多样的水产品。秋季适当吃番薯、芋头、香蕉等有较好的益胃、宽肠通便、解毒的食疗效果。山药莲子百合粥具有养阴润肺的功效，地胆头老鸭汤能清热、开胃、健脾，马齿苋瘦肉汤则能明目清肝。

冬时寒盛宜温补，温补太过生内热。祛寒当知热伤阴，进补适度方为乐。茂名人有冬吃萝卜的习惯，茂名的猪脚姜醋能温经补血、美容养颜，高凉岭一带产土生栗子，栗子母鸡汤补肾又健脾。

四、辨体质而择食疗

体质平和选择多，补益脾胃选山药；气虚体质补元气，首选黄芪忌槟榔；阳虚体质宜甘温，当归生姜羊肉汤；阴虚体质宜甘润，莲子百合煲瘦肉；痰湿体质忌肥甘，薏米冬瓜祛湿甚；湿热体质忌滋腻，薏米绿豆最清利；血瘀体质要行气，活血化瘀选川芎；气郁体质情感脆，菊花玫瑰善解郁；特禀体质较虚弱，均衡搭配不致敏，茯苓山药可常服。

五、饮食禁忌应精准

食鲜勿食腐，生硬宜少吃，早餐宜吃好，中午宜吃饱，午后宜吃少。食后勿饱睡，多睡神志昏。五味宜调和，酸多易伤脾，苦多易伤肺，过辣会伤肝，过咸会伤心，过甜会伤肾。

第四节

潘茂名运动养生法

潘茂名运动养生法是通过活动筋骨、调节气息、静心宁神来达到疏通经络、行气活血、和调脏腑、增强体质、益寿延年目的的养生方法。

一、养头面

两手相互搓擦、揉捏、转摇，似洗手状，将两手掌搓热，先后轻掩于眼部、颧上四白穴、耳根、两发际，再揉摩额颞及面颊部，接着用双手掌心捂住耳门，再用手指敲打头部36次。

二、养颈项

先转头向后，左顾右盼，12次；双肩后转，12次；双臂上伸若爬墙状，12次。

三、养上肢

两上肢轻轻摆动如甩手状，12次；其后双手握拳，一紧一松，12次。

四、养胸背

两臂分别向左右拉开，做扩胸运动，似挽弓状，左右各6次；两手由下而上托举，12次；两手叉腰，俯仰转动腰部，12次。

五、养下肢

下肢做和缓的屈伸动作，左右各12次；其后平坐，用一只手握脚趾，另一只手擦足心嫩肉，不计数目，以热为度。

六、养内脏

平坐，右手掌顺时针摩腹36转，其后做提肛运动36次。

第五节

潘茂名养生保健操

保健操视频二维码

　　潘茂名养生保健操，强调形体、意念和呼吸相协调，它结合中医养生学、经络针灸学和现代运动学原理，配以音乐，宁心安神，长期习练，可达到扶正气、疏郁积、调脏腑等效果。

　　习练时可自选动作速度、次数。不强求统一，要求动作准确，循序渐进，持之以恒，不要过度疲劳，以感觉舒适为宜。

一、起势：吞吐调精气

1. 字诀

端正身形，双臂合圆，吐故纳新，养心敛神。

2. 动作要领

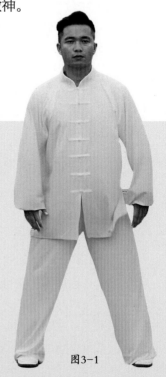

　　▶ 背向朝阳，端正身形，向左开步，与肩同宽（图3-1）。

图3-1

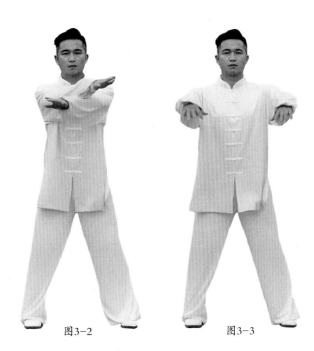

▶ 双膝微屈，两手向上，双臂合圆，两手下按，收心养气（图3-2、图3-3）。

图3-2　　　　　　图3-3

▶ 气沉丹田，手心抱球，目视前方，自然呼吸（图3-4）。

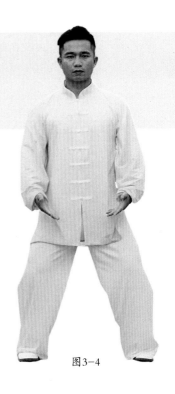

3. 动作注意事项

（1）两臂侧起时沉肩、坠肘，抱球时松腕舒指，指尖相对，拇指放平。

（2）合抱于腹前时立项竖脊，舒胸实腹，松腰敛臀，放松命门。

（3）动作时配合呼吸，中正安舒，逐步进入习练状态。

图3-4

4．动作原理及作用

此节为提前准备姿势，端正身形，周身放松，呼吸调匀，静心凝神，气血顺畅。背向朝阳，太阳光能促进皮肤生成活性维生素D，从而促进肠道对钙、磷的吸收，防治骨质疏松；两前臂上抬、下按，双臂合圆，提升肌腱的牵引作用，改善肩周关节、髋关节的活动功能，改善肩周关节疼痛的亚健康状态。

二、第一式：屈按护头颈

1．字诀

呼屈吸仰，左右压按，运行气血，醒神明目。

2．动作要领

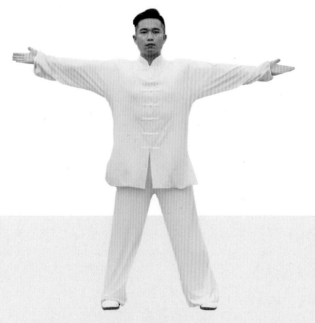

图3-5

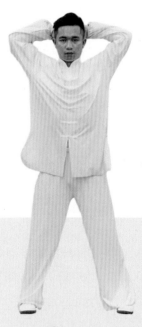

图3-6

▲ **预备式** 开立（图3-5）。

▲ **动作一** 呼屈吸仰
1-8节拍：双手侧起（掌心向上）至双手（指交叉）抱头（图3-6）。

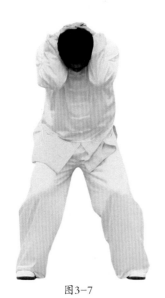

图3-7

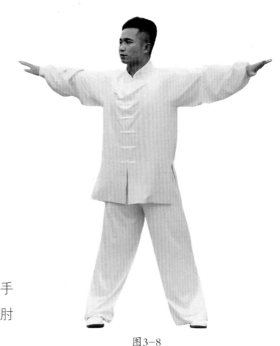

图3-8

▲ 2-8节拍：前4节拍双手抱头向前屈，同时屈膝，两肘内夹（图3-7）。

▲ 后4节拍头后仰，起身挺胸抬头后仰，同时手与颈部对抗用力（图3-8）。3-8节拍动作同1-8节拍，4-8节拍动作同2-8节拍。

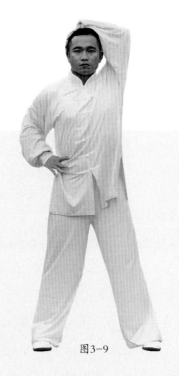

图3-9

◀ **动作二** 叉腰按压侧屈

1-8节拍：前4节拍双臂向外侧打开至侧平举；后4节拍身体微向右旋转，同时右手叉腰，左手绕头部从头顶抚对侧面部后回正身体（图3-9）。

▶ 2-8节拍：前4节拍向同侧按压头部（图3-10）；后4节拍头部回正。3-8节拍动作同1-8节拍，4-8节拍动作同2-8节拍，动作方向相反。

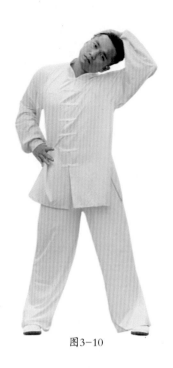

图3-10

3. 动作注意事项

（1）动作时，节奏稍缓，颈部充分放松，头部后仰时吸气，前屈时呼气。

（2）手按压头部时，切勿用蛮力、用猛力，叉腰手虎口朝内，拇指按压气海俞穴。

（3）需要注意的是，患颈椎病的人，动作要更轻柔，量力而行。

4. 动作原理及作用

头为诸阳之会，激活督脉、膀胱经、胆经及相关穴位，达到气血流畅、醒神明目的功效。头部前屈后仰、左右抻拉，使肩颈部的肌肉、关节得到充分的活动与锻炼，缓解颈椎压力，改善头颈部的血液循环，增强颈部肌肉力量，增大颈部活动度，起到改善颈椎病的作用。

三、第二式：绕举养心肺

1. 字诀

双肩提绕，上步摆举，通经活络，濡养心肺。

2. 动作要领

▶ **预备式** 开立（图3-11）。

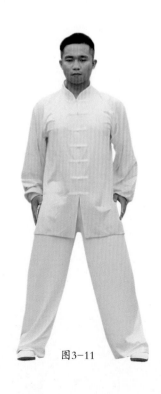

图3-11

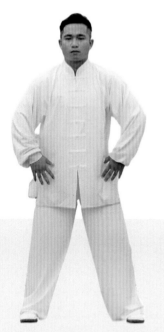

图3-12

◀ **动作一** 肩部提绕

1-8节拍：双肩向上提、向后绕环一次并还原（图3-12）。2-8节拍动作同1-8节拍。3-8节拍与4-8节拍动作同1-8节拍，绕肩方向相反。

▼ **动作二** 上步摆举

1-8节拍：左脚向左前侧方上一大步成左弓步，同时左手叉腰，右臂前平举；右臂伸直摆举一周，即经下、至前、至上、至后，再摆至前平举（图3-13~图3-15）。

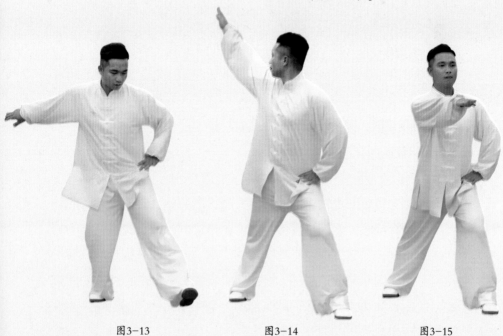

图3-13   图3-14   图3-15

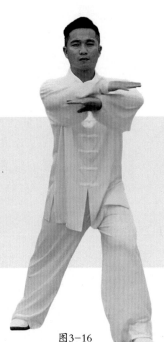

▶ 2-8节拍：左臂向右臂靠摆成前交叉，收左腿成开立抱球状（图3-16）。3-8节拍同1-8节拍，4-8节拍同2-8节拍，方向相反。

图3-16

3. 动作注意事项

（1）双肩绕环时，先提肩，后绕环，双臂尽量放松不僵硬。

（2）弓步时前腿屈膝前弓，大腿接近水平，膝盖不超过脚尖，后腿自然蹬直。

（3）手臂摆举时，眼随手动。

（4）动作幅度适中，循序渐进。

4. 动作原理及作用

腧穴的主要生理功能是输注脏腑经络气血，沟通体表与体内脏腑的联系。古有"运动膏肓穴，除却一身疾"之说，通过刺激膏肓穴及背部的腧穴，达到通经活络、补虚劳损、濡养脏腑的作用。肩部做环绕运动及弓步摆臂动作，可扩展胸部和放松肩部，增加膈肌及腹肌活动度和调节肋间肌呼吸功能，提高心肺功能，增强肩胛肌群的力量和柔韧性，防治肩关节疼痛及乳腺增生等疾病。

四、第三式：展扩化郁滞

1. 字诀

弓步拉弓，推掌展扩，调整气机，疏肝解郁。

2. 动作要领

▼ **动作一** 弓步拉弓

1-8节拍：前4节拍双腿侧开成马步，双臂
屈肘立掌于胸前交叉，含胸弓背，后4节拍起重
心成开立（图3-17、图3-18）。

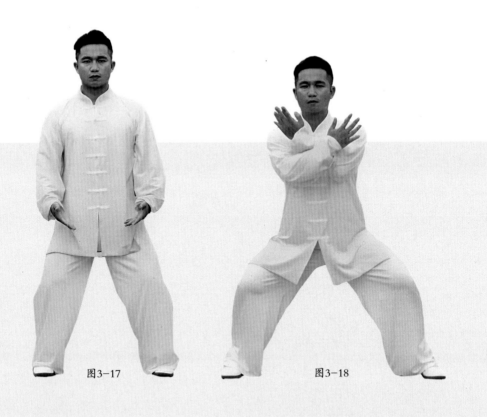

图3-17　　　　　　　　　　图3-18

▼ 2-8节拍：前4节拍移重心成左弓步，双手前后做拉弓动作（图3-19、图3-20），后4节拍稍停还原至抱球开立。3-8节拍同1-8节拍，4-8节拍同2-8节拍，方向相反。

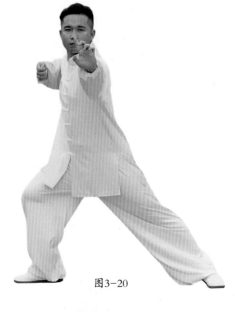

图3-20

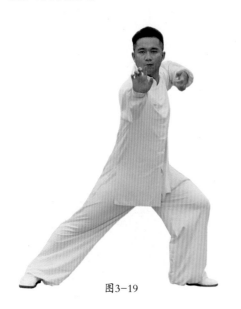

图3-19

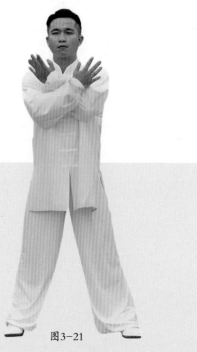

▶ **动作二** 推掌展扩

1-8节拍：前4节拍两掌经前抱提拉至两肋间（图3-21），后4节拍屈肘挺扩胸。

图3-21

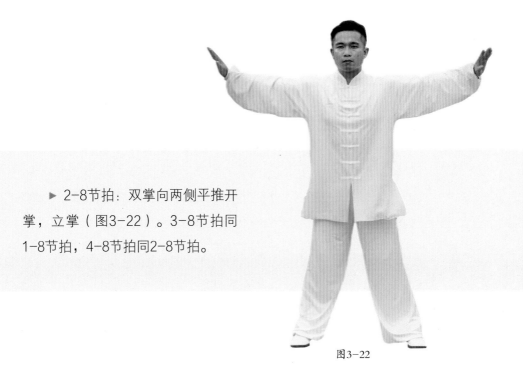

▶ 2-8节拍：双掌向两侧平推开掌，立掌（图3-22）。3-8节拍同1-8节拍，4-8节拍同2-8节拍。

图3-22

3. 动作注意事项

（1）立掌交叉时，指尖朝上，掌心朝后，低头含胸，眼看指尖。

（2）双臂前后拉弓，转体充分，前手呈八字立掌，后手呈屈指拉弓手形，眼看前手食指指尖。

（3）侧推掌时，立掌，两手臂成侧平举。

（4）弓步步伐幅度稍大，含胸弓背尽量做到最大幅度，拉弓展扩充分，推掌有力。

4. 动作原理及作用

通过激活肝胆经、任脉，调节气机，疏肝解郁。弓步拉弓、推掌展扩动作，锻炼胸背臂部的肌肉群，改善体态，提高平衡感，提高心肺功能，防治心肺疾病和肩周关节疾病。

五、第四式：抻摆固肾本

1. 字诀

摩天抻腰，摆涮画圆，强肾固本，延年益寿。

2. 动作要领

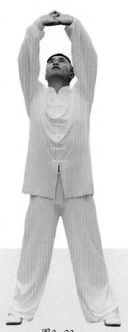

◀ **动作一** 摩天抻腰

1-8节拍：双手体前指交叉上抬，至胸前翻腕继续上抬至头顶摩天，提踵立腰（图3-23）。

图3-23

▼ 2-8节拍：放踵回正头部（图3-24），双臂收回胸前，上身前俯折叠成90°，双手翻腕前推，抻展腰，稍停两拍（图3-25）。

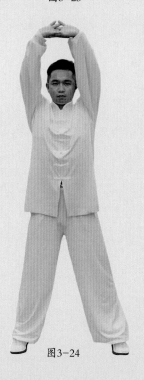

图3-24

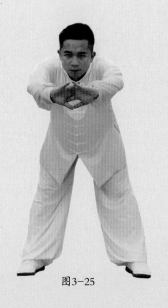

图3-25

▼ **动作二** 摆涮画圆

3-8节拍：以髋关节为轴，上身前俯，随之向前、向左、向后、向右翻转绕摆一周，还原至双手前推状（图3-26）。4-8节拍：前4节拍双手前推状保持4节拍，后4节拍还原成抱球开立。第5~8个八拍动作与前面4个八拍动作相同，方向相反。

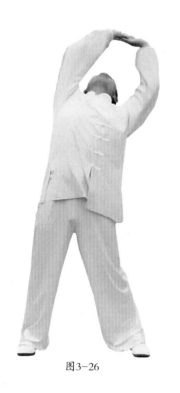

图3-26

3．动作注意事项

（1）弓腰前折时脊椎放松，依次抻展。

（2）动作柔和，幅度适中，摩天时提踵立腰。

（3）摆涮动作时，两脚掌抓地站稳，把控好重心保持身体的平衡。

（4）摆涮动作时，尽量增大绕环幅度。

（5）速度由慢到快，次数逐渐增多。

4．动作原理及作用

肾为先天之本，腰为肾之府，为胞宫和下焦之位，通过疏通任督二脉、带脉、冲脉，强肾固本，延年益寿。摩天抻腰、摆涮画圆等动作，增强腰、腹、背部肌力，改善腰部的柔韧性和灵活度，增加腰椎的稳定性，减轻腰椎的压力，延缓腰椎发生退行性改变，防治腰肌劳损、腰椎疾病。

六、第五式：运摩清火气

1．字诀

运摩捧撷，伸足拉筋，疏通肝胆，清心安神。

2．动作要领

▼ **动作一** 运摩捧撷

1-8节拍：双手侧起抬至头上举，翻掌胸前下按，指尖相对，上体前屈，双手至脚尖（图3-27、图3-28）。

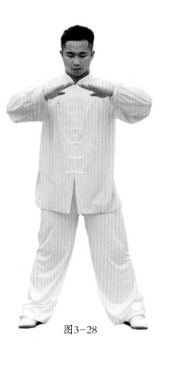

图3-28

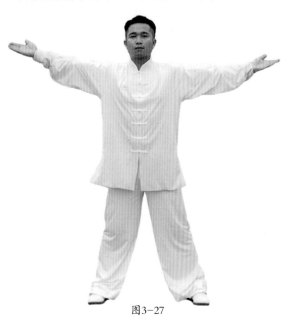

图3-27

▶ 2-8节拍：双手在踝处转腕捧撷，成拳，上体慢起站直，收于腰间（图3-29、图3-30）。3-8节拍同1-8节拍，4-8节拍同2-8节拍。

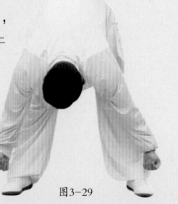

图3-29

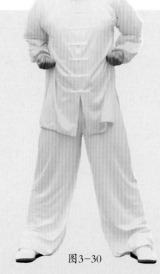

图3-30

▼ **动作二** 伸足拉筋

1-8节拍：身体左转45°，提左膝，左腿向左前侧方上一步足跟着地成歇步（图3-31），同时上身前屈，左手下穿。

▼ 2-8节拍：左手扶左脚尖向上抻拉4拍（图3-32），运摩起身，收成起势状。3-8节拍同1-8节拍，4-8节拍同2-8节拍，方向相反。

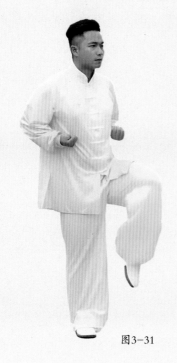

图3-31

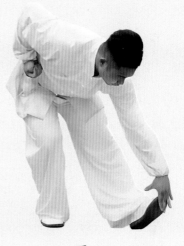

图3-32

3. 动作注意事项

（1）俯身运摩时脊柱节节放松，至足背时要充分沉肩。

（2）起身时两掌贴地面，前伸拉长腰脊，手臂主动上举带动上体立起。

（3）两手向下运摩时稍抬头，膝关节伸直，可根据自身状况自行调整动作幅度；向上起身时以臂带身。

（4）动作时，两脚掌抓地站稳，躬身充分，运摩手尽量去摸脚尖。

（5）伸足抻拉时，脚跟着地，前伸腿膝关节，歇步充分降低重心，抻拉有力，脊椎充分放松。

4．动作原理及作用

手臂沿着心包经、心经、肝胆经走向运摩，同时握拳时拇指刺激劳宫穴（心包经的荥穴）；伸足拉筋激活肝胆经，起到疏通肝胆、宁心安神的作用；运摩捧撷，伸足拉筋动作，改善肩部、腰部灵活度，锻炼腰部、胯部力量，可提高身体的协调能力和反应能力，防治肩周关节疾病、腰肌劳损、腰腿痛等。

七、第六式：蹲踢壮筋骨

1．字诀

蹲提亮掌，后踢控腿，强筋壮骨，补益肝肾。

2．动作要领

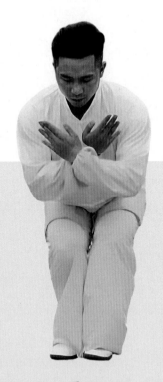

◀ **动作一** 蹲提亮掌

1-8节拍：左脚并右脚双腿屈膝成半蹲，双臂屈肘立掌于胸前（图3-33），起身至直立。

图3-33

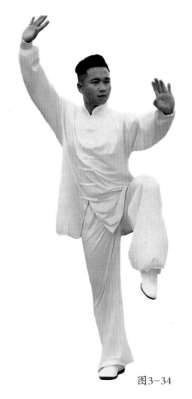

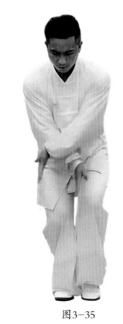

◀ 2-8节拍：上提左膝成右脚单脚站立，左掌侧推，右掌上推成亮掌（图3-34）；提膝的左脚并右脚，同时双臂合抱于腹前交叉（指尖朝下）（图3-35）。

图3-34   图3-35

▶ **动作二** 虚步鸟伸

3-8节拍：左脚向前点地成虚步，双臂前伸，两手背相靠，手形为五禽戏鸟爪状（图3-36）；收左脚成并立交叉手形（图3-37）。

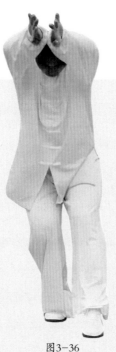

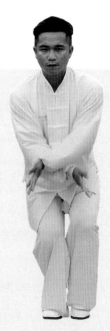

图3-36   图3-37

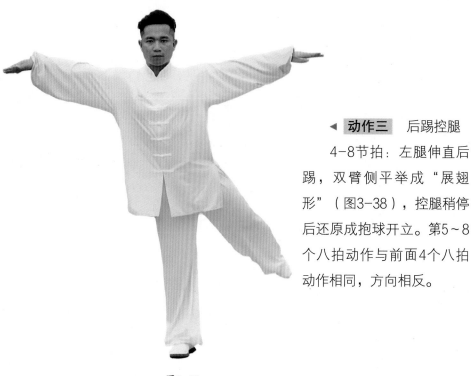

◀ **动作三** 后踢控腿

4-8节拍：左腿伸直后踢，双臂侧平举成"展翅形"（图3-38），控腿稍停后还原成抱球开立。第5~8个八拍动作与前面4个八拍动作相同，方向相反。

图3-38

3. 动作注意事项

（1）提膝时脚尖绷直。

（2）亮掌时，双掌立掌，眼看前掌。

（3）前虚步时点地轻松，保持平衡，两手臂夹在两耳旁。

（4）后踢腿时脚尖绷直，支撑脚站稳。

（5）两臂侧平举保持身体的平衡。

4. 动作原理及作用

肾主骨，肝主筋，通过拉伸足三阳经和足三阴经，锻炼、濡养下肢筋骨，从而达到强筋壮骨、补益肝肾的作用。通过蹲提亮掌、后踢控腿及"活步"使重心前后、左右变换，缓解下肢关节僵硬，增强下肢肌力，增强骨骼韧性和强度，增强人体平衡感，防治膝关节疾病。

八、第七式：拍穴松身心

1．字诀

拍打穴位，摩按经络，周身放松，排浊留清。

2．动作要领

▼ 握拳叩击小鱼际外侧，拍肘窝，互击虎口，拍腋窝，双手抓握拳叩击后颈，拍肩，拍腰，拍腹股沟，拍腿外侧（由上至下），拍腿内侧（由下至上），摩腹（图3-39～图3-46）。

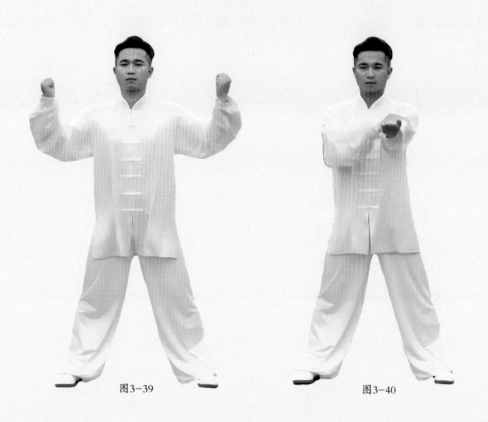

图3-39   图3-40

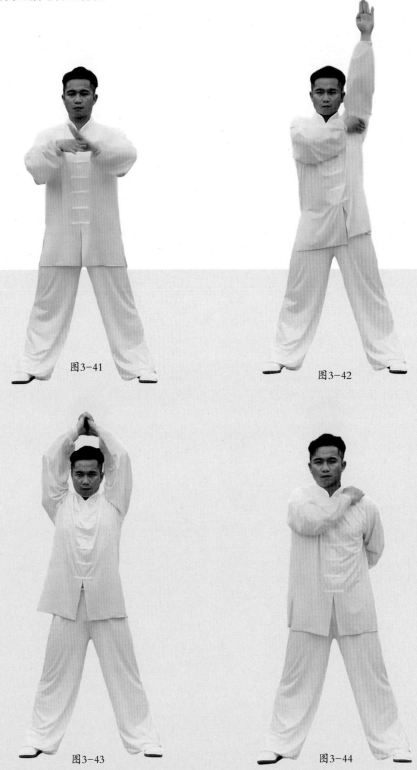

图3-41

图3-42

图3-43

图3-44

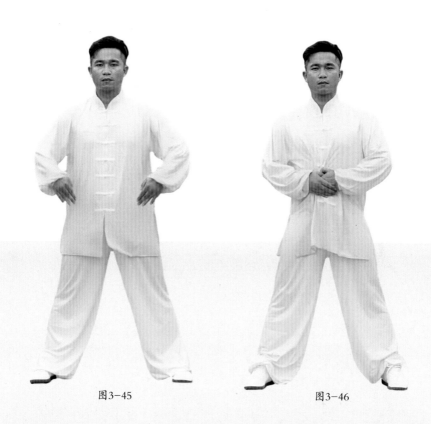

图3-45   图3-46

3. 动作注意事项

动作时，力度适中，呼吸均匀，空心掌拍打。

4. 动作原理及作用

通过对穴位、经络的拍打，从而振荡和刺激经络，有疏通经络、行气活血、解痉镇痛、调节脏腑、消除疲劳等作用。

九、收势：吐纳归本元

1. 字诀

双臂上抬，上抱下引，气沉丹田，天人合一。

2. 动作要领

双上肢上抱、下引，最后双掌贴于丹田处，引气归于丹田。

3.动作注意事项

动作时，注意气息的运用，吐浊纳新，吞津引气归于丹田。

4.动作原理及作用

吐故纳新，吞津引气，身心宁静。

潘茂名养生保健法蕴含了千年来岭南中医学成果和"好心"医道、人道精神，形成坚韧不屈的历史张力，薪火相传，滋养岭南大地，正是潘茂名留给后人的健康密码。

参考文献

［1］阮剑虹，沈晓红，高成璐，等．浅谈中医体质学说［J］．辽宁中医药大学学报，2008，10（6）：18-20.

［2］王琦．9种基本中医体质类型的分类及其诊断表述依据［J］．北京中医药大学学报，2005，47（4）：1-8.

［3］周颖，冯磊．中医体质分类与判定标准出台［J］．中医药管理杂志，2009，17（4）：297.

［4］邝秀英，鲁路，李显红，等．岭南地区人群中医体质分布特征与关联规则分析［J］．新中医，2020，52（7）：51-54.

［5］莫润田，曾勇，吴定苏，等．岭南地区居住人群中医体质调查［J］．江西中医学院学报，2010，22（2）：18-19.

［6］张灵芝，何希俊，李燕明，等．中山市16 292例体检者中医体质调查分析［J］．中医研究，2014，27（11）：13-15.

［7］黄伟波，蓝福平．清远市（社区）人群中医体质辨识及分析［J］．当代医学，2012，18（34）：156-157.

附录

一、茂名市气候特征

茂名市地处北回归线以南，属亚热带季风气候区，季风明显，气候类型多样，气候资源丰富，冬季盛行偏北风，夏季盛行东南风。冬季无严寒，夏季无酷暑，夏长冬短，热量丰富，雨量充沛，干湿季明显。

常年平均气温在22.8～23.4℃，气温高于22℃的天数达191～207天。1月最冷，平均气温15.1～16.3℃，极端低温0.5℃；7月最热，平均气温28.3～28.7℃，极端高温38.9℃。

降水量1 500～1 800 mL，6月和8月降雨日数最多，11月和12月最少。年平均日照时数1 700～2 000小时，7月和10月日照最多，平均每天7小时以上；2月和3月最少，平均每天不到3小时。

历年平均相对湿度为71%～85%，一年中湿度从2月开始上升，10月开始下降。11—12月湿度最低，平均为71%；2—9月湿度均为81%以上；4—6月湿度最高，约为85%。

二、中医体质辨识科普

中医体质辨识是使用中医学基础理论，研究不同个体的不同体质状态，以及不同体质的健康和疾病倾向。中医体质这一概念，最早在《黄帝内经》中便有记载，其《灵枢》第六十四篇"阴阳二十五人"中，便将人按照"金木水火土"五行，划分为25种不同的体质类型。《素问》篇中亦有很多描述体质的语言，如"是人者，素肾气胜"，这都是秦汉时期中医界先辈对中医体质的认识。

王琦教授根据前人经验及大量研究，将中医体质分为9个基本类型：平和质、气虚质、阳虚质、阴虚质、痰湿质、湿热质、气郁质、血瘀质、特禀质。而这9个基本型又可分为正常体质和偏颇体质。中华中医药学会在王琦教授的九分法基础上，编制了《中医体质分类与判定》和《中医体质量表》，使得中医体质辨识临床应用有了科学的指导和规范。

邝秀英等学者应用中医体质学理论，对广州地区人群进行中医体质辨识调查研究，经综合分析得出体质辨识结果：气虚质最高，其次是平和质、阳虚质，但以兼夹体质多见，其中气虚质合并湿热质、气虚质合并气郁质、气虚质合并阴虚质、气虚质合并阳虚质、气虚质合并痰湿质多见。莫润田等学者对东莞地区居住一年以上人群进行调查，调查结果为除去正常的平和质外，偏颇体质中湿热质占了71.7%，证明了由于岭南的地域特点和气候特点，导致本地区居住人群的偏颇体质以湿热质为主。张灵芝等学者对中山市地区人群体质的调研结果显示湿热质占比最大，平和质、痰湿质、阴虚质等次之。黄伟波等学者则通过调查清远市地区人群体质情况，得出数据：气虚质>痰湿质>阳虚质>气郁质>湿热质。

由此可见，中医体质辨识不仅要考虑到个人体质的差异，而且要考虑地域、气候、饮食及生活习惯等特点，这体现了中医防病治病的辨证施治和整体观思想。为了便于记忆，方便基层使用，广东中医药学界在临床实践中总结出了一套"体质辨识简易歌诀"，具体如下：

阳虚质

畏寒肢冷易感冒，怕吹冷风和空调。
穿衣饮食皆需热，稍冷即觉吃不消。

阴虚质

两颧潮红身烘热，手心脚心常发烫。
口鼻眼睛皮肤燥，唇红便秘小便黄。

气虚质

易患感冒易疲倦，气短心慌头晕沉。
喜静懒言身无力，稍一活动汗全身。

痰湿质

满面油光大肚汉，胸闷腹胀身不舒。
稍动易汗眼睑肿，痰多口黏咽中堵。

湿热质

油光满面生痤疮，口苦口臭小便黄。

大便黏滞解不尽，阴部潮湿白带黄。

血瘀质

面色晦暗斑黄褐，皮下无故有瘀斑。

唇黯健忘黑眼眶，身有疼痛常不安。

气郁质

闷闷不乐疑神鬼，焦虑不安易紧张。

多愁善感心脆弱，唉声叹气常失望。

特禀质

冷热异味易咳喘，喷嚏流涕鼻敏感。

皮肤划痕起风团，或见皮肤有瘀斑。

平和质

精力充沛不疲倦，睡到天亮不失眠。

记忆力好不健忘，适应外界能力强。

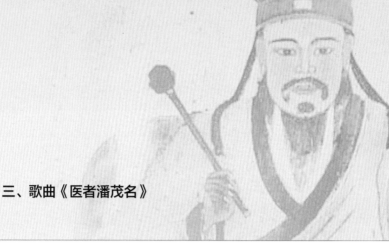

三、歌曲《医者潘茂名》

医者潘茂名

作词：梁远进
作曲：薛永嘉

1=♯C 4/4

♩=80 古风、娓娓道来地

3 3 3 3 3 - | 2 3̂2 1 2 2 - | 7̣ 1 2 7̣ 7̣ - | 7̣ 1 7̣ 1 1 - |
潘氏茂名， 晋代 仁医。 悬壶济世， 救人用心。

3 3 3 3 3 - | 2 3̂2 1 2 2 - | 7̣ 1 1 7̣ 7̣ - | 7̣ 1 7̣ 6̣ 6̣ - |
恩施岭表， 德泽 古今。 善用百草， 顺应地利。

0 0 2 1 7 | 6 - - - | 0 0 7̣ 2̇ 1̇ | ♭5 - - - | 0 0 5 5 1̇ | 6 - - - |
汲泉制 药， 降伏瘟 疫。 治病求 本，

0 0 5 5 1̇ | 2̇ - - - | 0 0 0 0 | 1̇1̇ 7 5 5 - | 2̇ 2̇ 1̇ 2̇ 2̇ - |
未病先 防。 清静自正， 百岁可期。

7 1̇ 7 1̇ 1̇ · 1̇ | 2̇ 3̇ 7 7 - | 6 7 1̇ 1̇ 1̇ · 7 6 | 5 5 3 3 - |
和谐奋进， 勃 勃生机。 山海并茂， 好心闻名。

2 6 5 5 3 2 | 2 - 5 3 | 3 2 1 1 - - | (间奏) ‖: 3 2 1 1 - - ‖ 3 2 1 1 - - |
源自 潘茂 名。 名。 D.S. 名。

特别说明

本文部分文字及图片还参考了《中国药典》（2020年版）、《中药大辞典》、《中华本草》、《全国中草药汇编》、《今日靓汤》（佘自强）、《中国药膳大辞典》、《中医食疗方全录》、《东方药膳》、中国植物图像库、中国自然标本馆、中国数字植物标本馆等书籍及文献、相关网络资源的内容，侵权必删。如有错漏，敬请批评与指正！